Bernd E. Mader
Naturheiler, Zahnreißer und Viehdoktoren

KARTE
des politischen Bezirkes
DEUTSCH-LANDSBERG,
herausgegeben von den Bezirksschulräten
Deutsch-Landsberg, Stainz und Eibiswald
1910

Farbenerklärung.

Mit Erlaß des hohen k. k. Landesschulrates in Graz vom 28. Dezember 1909, Zahl 3 5688/2 für den Unterrichtsgebrauch genehmigt.

Bearbeitet von Oberlehrer Ad. Bischofberger, Deutsch-Landsberg.

Bernd E. Mader

Naturheiler, Zahnreißer und Viehdoktoren

Bäuerliche Heiltraditionen

:STYRIA

Bildnachweis:
Umschlagbild: Rosa Kügerl mit Enkelin im Kreis ihrer Kinder, rechts Anton Kügerl (Sammlung Bernd E. Mader)
Sammlung Bernd E. Mader: Seiten 19 (links), 31, 40, 41, 47, 50, 51, 54, 55, 58, 61, 79, 88, 97, 100, 101, 136, 138, 147, 153, 177, 179
Dr. Gerhard Fromm: Seite 13
Landesmuseum Joanneum, Landwirtschaftliche Sammlung Schloß Stainz (LMJSt): Seiten 19 (rechts), 23 (oben), 83, 111, 167, 173
Irmengard Koch: Seiten 23 (unten), 25, 27
Sammlung Karl Draxler: Seiten 43, 49
Sammlung Gerhard Ganster: Seite 115
Martin Stelzer: Seite 65
Frieda Farasin: Seiten 71, 72
Helmut Utri: Seiten 93, 131, 148 (beide), 149 (beide), 151, 160, 161
Hermine Bandschuh: Seiten 124, 127
Josefa Kügerl: Seite 159
Franz Vollmeier: Seite 170

Der Abdruck der Karte des Bezirkes Deutschlandsberg auf dem Vorsatz erfolgt mit freundlicher Genehmigung des Steiermärkischen Landesarchives.

Die Deutsche Bibliothek – CIP-Einheitsaufnahme
Mader, Bernd E:
Naturheiler, Zahnreißer und Viehdoktoren : bäuerliche Heiltraditionen / Bernd E. Mader. – Graz ; Wien ; Köln : Verl. Styria, 1999
ISBN 3-222-12732-8

© 1999 Verlag Styria Graz Wien Köln
Alle Rechte vorbehalten.
Kein Teil des Werkes darf in irgendeiner Form
(durch Photographie, Mikrofilm oder ein anderes Verfahren)
ohne schriftliche Genehmigung des Verlages reproduziert
oder unter Verwendung elektronischer Systeme verarbeitet,
vervielfältigt oder verbreitet werden.
Umschlaggestaltung: Hermann Masser
Layout und Umbruch: Helmut Lenhart
Druck und Bindung: Theiss, A-9400 Wolfsberg
ISBN 3-222-12732-8

Inhalt

Vorwort	7
Einleitung	9
Bauerndoktoren	11
Traditionelle Heilerfamilien	13
Eine große Heilerfamilie – der „Bergerannerl" und seine Nachkommen	15
Andreas Berger vlg. Bergerannerl	15
Josefa Mandl, die „Weberpeterin"	16
Anton Harry	21
Maria Koch, die „Silliannerlin"	22
Franz Koch, der „Kochschmied"	25
Franz Fromm vlg. „Gutschibauer" und seine Söhne Friedrich und Franz, der „Keuschenjosl"	29
Josef Reinbacher und seine Söhne Johann, der berühmte „Höllerhansl", und Peter	36
Die Naturheiler und „Urinschauer"	65
Peter Höller vlg. Ofnerpeter	67
Mutter und Tochter – die beiden „Saumalis": Amalia Halm und Ludmilla Anna Stampfl	69
Franz Klug vlg. Peterbauer, auch vlg. Schidi	78
Josefa Höller, die „Schadesmüllerin"	82
Pelegrin Jeithner vlg. Sauruggmüller	85
Gabriel Haberschreck der Ältere vlg. Murifastl und Gabriel der Jüngere vlg. Spariweber, der Hundeschlächter	87
Die Boahoaler	93
Mutter und Sohn: Rosa Kügerl, die Absetzwirtin, und Anton Kügerl, der „Kügerl-Toni"	96
Vater und außerehelicher Sohn: Johann Gössler vlg. Ofnermichl, der „Boahoaler-Hansele", und Jakob Bernsteiner vlg. Pilz	107
Vater und Sohn, die beiden „Glentweber": Ignaz Prattes der Ältere, und Ignaz Prattes der Jüngere	116

Josefa Müller und deren Tochter Aloisia, die „Salzgerhans-Luisl"
oder „Stabodin" 123
Simon Impach, der „Annerlbauer" 128

Die Zahnreißer 131
Johann Aldrian vlg. Hansbauer 133
Die Brüder Johann und Anton Schauer 134
Alois Wippel vlg. Holzschneider 135
Johann Tomaschitz vlg. Gregerbauer 137
Carl Fauland vlg. Schneidertoni 138
Vater und Tochter als Zahnreißer: Johann Hinterberger vlg.
Fuchsjosl und Maria Kleinhappel, die „Kleinhappl-Mariedl" 140
Ein Ehepaar als Zahnreißer: Franz Lind vlg. Bartl der Universelle
und seine zahnreißende Ehefrau Maria 141
Josef Poyer vlg. Langthomi 144

Die „Viechdokter" 147
Eine Dynastie von Abdeckern und Wasenmeistern:
Mathias und Franz Wittinger sowie Franz Schuk,
der „Wittinger Franzl" aus Wetzelsdorf 150
Drei Generationen Tierheilkundige: Familie Walter vlg. Terrisch 156
Sebastian Eberhard und sein Sohn Ernest Eberhardt vlg. Kienl 159
Vater und Sohn, die beiden „Herrgott": Johann Gries der Ältere
und Johann Gries der Jüngere 162
Genovefa Rosenthaler, die „Karlschafferin" 165
Der Tierarzt Jacob Spiessl, sein Sohn Ernest vlg. Wiesentofferl 166
Wilhelm Spitzer vlg. Schneiderwilli 167
Karl Strohmayer, der „Kälber- oder Schloßkarl", auch „Pfeiferkarl"
genannt 169
Josef Uhl vlg. Pirser, Zahnreißer und Viehdoktor 172
Der „Grüllschmied vom Loahmbach" 174
Elisabeth Strametz, Kräutersammlerin und Botengängerin 177

Liste der „Heilmittel" 181
Ortsregister 190
Sachregister 192
Informantenliste 193
Literatur 197

Vorwort

Nachdem die Lebensgeschichte des Johann Reinbacher vulgo Höllerhansl so großes Interesse gefunden hat, möchte ich nun auch über andere bäuerliche Heiler in der Weststeiermark berichten. Es ist mir ein um so größeres Anliegen, als ich jetzt bei neuerlichen Befragungen feststellen mußte, daß kaum mehr viel Wissen über sie in der Bevölkerung existiert.

Einst kam man von weither zu ihnen, sie waren oft letzte Zuflucht, wenn die Schulmedizin angeblich versagt hat. Der Glaube versetzt ja bekanntlich Berge. Ganz sicher haben sie vielen Hilfesuchenden Gutes getan. Manch einer verdankte es ihnen, daß er wieder halbwegs gehen oder arbeiten konnte, nachdem er einen bäuerlichen Beinheiler („Boahoaler") aufgesucht hatte. Andere wieder wurden durch „Zahnreißer" vom bohrenden Zahnschmerz befreit. Oft schien auch schon das Vieh verloren, dann kam er, der bäuerliche „Viechdokter", und half mit seiner Erfahrung aus höchster Not.

Die Nachkommen dieser bäuerlichen Helfer gingen meist recht sorglos mit ihrem Erbe um. Bücher und Aufzeichnungen wurden weggeworfen, desgleichen Fotografien. Man ließ auch deren Gräber auf, so daß man heute auf Friedhöfen kaum mehr Daten eruieren kann. Letztlich stehen oft nicht einmal mehr die Höfe, wo sie dereinst gewirkt hatten, diese wurden einfach weggeschoben!

Dieses Buch möge nicht zur Kurpfuscherei Anlaß geben, sondern es ist der verschwundenen Welt der bäuerlichen Naturheiler, „Urinschauer", „Boahoaler", Zahnreißer, „Viechdokter" und einigen anderen Gestalten gewidmet, die damit in engem Zusammenhang standen wie z. B. die Kräutersammlerin „Almliesl" oder der legendäre „Grüllschmied vom Loahmbach". Sie alle nicht der Vergessenheit anheimfallen zu lassen, das war mein Anliegen.

Ich möchte mich aber auch ganz herzlich bei jenen Personen bedanken, die bereit waren mir von den Naturheilern der Region zu erzählen.

Sofern noch Fotos vorhanden waren, gab es kaum Schwierigkeiten beim Ausleihen, das galt auch für diverse Gegenstände.

Zu großem Dank verpflichtet bin ich Dr. Dieter Weiss vom Landesmuseum Joanneum, Landwirtschaftliche Sammlung Schloß Stainz, der es ermöglichte, Gegenstände aus seiner Sammlung zu fotografieren und Bilder von „Heilern" zu reproduzieren. Desgleichen gilt mein besonderer Dank allen Mitarbeitern im Diözesanarchiv in Graz für ihre großzügige Unterstützung. Nur so war es mir möglich, an viele Daten überhaupt noch heranzukommen.

Mein aufrichtiges Danke gilt auch meinem Verlag. Man hatte stets ein offenes Ohr für meine Anliegen, und es hat nie an einem guten Rat gefehlt. Für das oft mühselige Zusammentragen der Informationen wurde mir ein großzügiger Zeitrahmen bewilligt und auch meinen Bilderwünschen wurde stets nachgekommen.

Bernd E. Mader
im Herbst 1999

Einleitung

Wie schon im Buch über den „Höllerhansl" ausgeführt, fuhr ich ungefähr seit 1974 mehrere Jahre lang meist am Wochenende in die Umgebung von Stainz, um volkskundliche Feldforschung zu Anbau und Gewinnung von Flachs zu betreiben. Das war auch das Thema meiner Dissertation.

Nebenbei hat mich aber immer wieder auch vieles andere interessiert und ich habe meine Gewährspersonen nicht nur zum Thema Flachs befragt. Mein Interesse galt auch dem Schilcher, theoretisch und praktisch, ich verhehle es nicht, sowie den Bräuchen, besonders aber auch der Volksmedizin und den bäuerlichen Heilern. Das Interesse an der Volksmedizin kam nicht von ungefähr. Ich bin von Beruf Apotheker und war damals in einer Grazer Stadtapotheke angestellt. In dieser Apotheke hatte ich das Glück, eine der in diesem Buch beschriebenen Heilerinnen noch persönlich kennenzulernen.

Vorerst habe ich immer nur nach dem berühmten „Höllerhansl" gefragt, doch nach und nach hörte ich auch von anderen Heilern. Ich erfuhr, daß es früher nicht nur Heiler gab, die sich den „internen" Problemen ihrer Mitmenschen widmeten. Da gab es außerdem Beineinrichter („Boahoaler"), Zahnreißer, „Viechdokter" und Hebammen – alle arbeiteten ohne staatliche Ausbildung. Als „Afterärzte", „Afterhebammen" etc. wurden sie daher oft von der Obrigkeit verfolgt.

So kam einiges an Material zusammen, immer mit dem Ziel gesammelt, einmal auch darüber etwas zu schreiben. Im Jahre 1977, anläßlich des 800jährigen Bestehens von Stainz, suchte die damalige Leiterin der Außenstelle Stainz des Steirischen Volkskundemuseums, Frau Dr. Maria Kundegraber, ein publikumswirksames Thema. Ich schlug ihr vor, die Ausstellung diesen Heilern des Volkes zu widmen, – und die Ausstellung „Bauerndoktor und Volksmedizin" wurde ein großer Erfolg.

Viel von mir gesammeltes Material wurde damals nicht verwendet, da es für eine nur mehrere Monate dauernde Ausstellung, die natürlich vor allem Schauobjekte gezeigt hat , nicht notwendig war. Ich habe auch, solange ich an meiner Dissertation geschrieben habe, nie aufgehört weiter zu fragen und zu sammeln. Auch bei späteren Gelegenheiten konnte ich oft nicht widerstehen etwas aufzunehmen oder einen Zeitungsartikel auszuschneiden.

Als ich mit dem Verlag einig war, dieses Buch zu schreiben, habe ich mich wieder intensiv mit den Heilern beschäftigt. So taucht hier eine Reihe von neuen Namen auf, die mir damals vor etwa 20 Jahren noch gar nicht bekannt waren. Vor allem habe ich mich nun mit der familieninternen Weitergabe von Heilwissen beschäftigt, denn viele der Heiler hatten schon Vorgänger in ihrer Familie. Außerdem hatte der eine oder andere Heiler im Jahre 1977 noch gelebt, und man wollte damals niemandem durch eine Veröffentlichung Schaden zufügen.
Es muß hier aber auch ausdrücklich darauf verwiesen werden, daß es sich bei den im Buch Angeführten keineswegs um alle Personen gehandelt hat, die im untersuchten Gebiet auf die eine oder die andere Art „medizinisch" gewirkt haben. Es waren vielleicht zwei Drittel aller Heiler, die hier angeführt werden, meist die bekanntesten. Namentlich sind mir noch viele aus den letzten zwei Jahrhunderten bekannt, deren Leben und Taten zu erforschen es wert gewesen wäre. Doch irgendwann mußte ein Schlußpunkt gesetzt werden ...
Da die mündlichen Quellen heute nur noch ganz spärlich fließen, war viel staubige Archivarbeit notwendig, um den längst Verstorbenen wieder etwas Leben einzuhauchen. Ich hoffe, daß es gelungen ist.

Für etwaige Hinweise und Ergänzungen zum Thema durch die geschätzten Leser wäre ich sehr dankbar. Zusendungen schicken Sie bitte an Dr. Bernd E. Mader, Grazerstraße 17c, 8045 Graz.

Bauerndoktoren

Das vorliegende Buch beschäftigt sich mit jenen bäuerlichen Heilern, die im 19. und 20. Jahrhundert in einem bestimmten Teil der Weststeiermark lebten und wirkten. Das untersuchte Gebiet erstreckt sich ungefähr von Köflach über Stainz und Deutschlandsberg bis Eibiswald. Zufällig deckt es sich auch mit dem Anbaugebiet des Schilchers, jenes für diese Gegend so charakteristischen Roséweines. Dieser ist ein eher herber Wein und er erschließt sich dem Landfremden erst nach einigen Gläsern. Dann aber wird es eine lange Freundschaft. Ähnlich wie mit dem Schilcher verhält es sich auch mit den Bewohnern dieser Gegend.

Das Gebiet ist an drei Seiten von Gebirgszügen umgeben, im Nordwesten ist es die Stubalpe, im Westen die Koralpe und im Süden der Possruck, nur im Osten, gegen die Landeshauptstadt Graz zu, ist das Gebiet eher hügelig. Bäche durchfließen manche Talschaften, die schließlich im Osten in der Mur münden.

Die Weststeiermark war für die meisten ihrer Bewohner nie jene Art von Landschaft gewesen, in der man reich werden konnte. So war es oft nicht nur die Entlegenheit der Gegend, daß sich im 19. Jahrhundert selten ein Arzt hierher verirrte, sondern es waren auch die sozialen Umstände, welche bäuerliche Heiler der verschiedensten Passion hier scheinbar vermehrt arbeiten ließen. Immer wieder war aus den Erzählungen der Gewährsleute herauszuhören, daß man für den approbierten Arzt einfach kein Geld hatte, Bargeld war „kluag" (rar) am Hof, der zudem meist nur eine Keusche war.

Den bäuerlichen Heiler dagegen konnte man mit Naturalien entlohnen oder für ihn sogar bestimmte Arbeiten verrichten. Geld bekam er in der Regel keines. Es war ein alter Glaube, daß Heilen eine Gabe Gottes wäre, die man verlieren würde, wenn man dafür Geld verlangte. Natürlich kam da auch noch hinzu, daß man im Falle einer Bezahlung ganz leicht wegen Kurpfuscherei belangt werden konnte.

Was sprach noch für die Heiler? Sie kamen genauso aus Bauernhäusern und waren Angehörige desselben Standes wie jene, die sie riefen oder selbst aufsuchten. Da hatte man keine sprachlichen Probleme, wenn es galt, etwas zu erklären. Die bäuerliche Bevölkerung hatte auch Vertrauen zu jenen Mitteln und Behandlungsmethoden, die ja schon den Vorfahren geholfen hatten, wie man aus Erzählungen wußte. Charakteristisch für diese Einstellung dazu ist eine Stelle in der Göth'schen Serie[1], wo aus dem Bezirk Voitsberg berichtet wurde, daß man dort eine Hebamme gemieden habe, nachdem diese eine Fachprüfung abgelegt hatte!

Charakteristisch für die bäuerliche Bevölkerung war auch, daß man nicht den Heiler zum Krankenbett holte, sondern oft einen Boten zu ihm hinschickte, der die Symptome der Erkrankten beschrieb und dafür eine Medizin bekam. Auch die „verordneten" Heilmittel – vielfach pflanzlicher Natur – waren der Bevölkerung nicht unbekannt, man wußte von deren Heilwirkung. Geschickte Heiler ließen ihre „Patienten" die Pflanzen selbst sammeln und bekamen trotzdem für die „Diagnose" ihre „Spende".

In der Weststeiermark unterschied man Heiler, die sich der „internen" Probleme ihrer Mitmenschen annahmen (Naturheiler und „Urinschauer"), dann solche, die Knochenbrüche und Verletzungen der Extremitäten behandelten („Boahoaler") sowie „Zahnreißer". Letzlich gab es eine ganze Reihe von Personen, die bei Tierkrankheiten, vor allem aber bei schwierigen Geburten zu Rate gezogen wurden („Viechdokter"). Gesondert sei noch auf erfolgreiche Heiler verwiesen, die nur innerhalb der eigenen Familie ihr Wissen weitergaben und oft über mehrere Generationen gewirkt haben (Heilerfamilien). Die inhaltliche Unterteilung meines Buches folgt diesen Kriterien, wobei sich selbstverständlich die Grenzen oft stark verwischten.

---

[1] Auf Veranlassung von Erzherzog Johann kam es zwischen 1812 und 1846 zu einer topografisch-statistischen Landesaufnahme, die durch den Joanneumssekretär Johann Göth (= Göth'sche Serie) betreut und weitergeführt wurde. Die Serie wird im Steiermärkischen Landesmuseum aufbewahrt. Auszüge davon sind im Steirischen Volkskundemuseum zu finden.

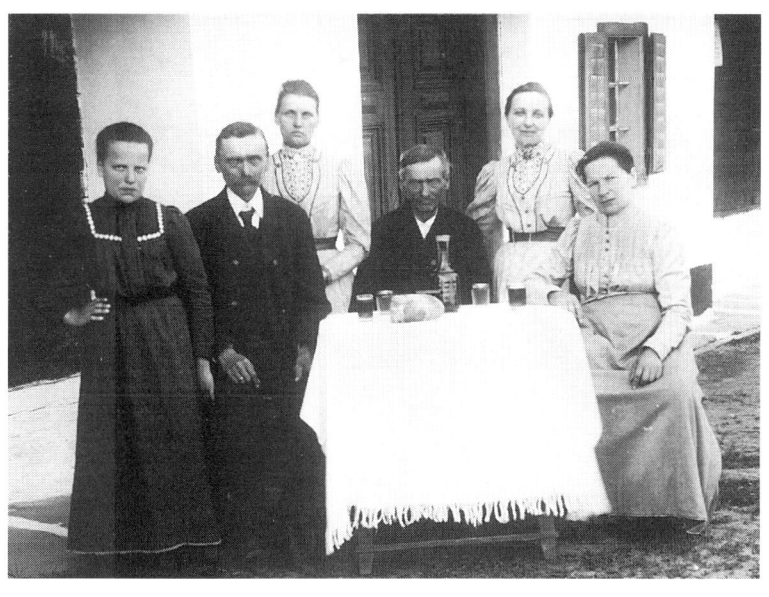

Traditionelle Heilerfamilien

Bei intensiverer Beschäftigung mit den bäuerlichen Heilern der Weststeiermark erkennt man bald schon, daß jene Person, die zuletzt – meist in der ersten Hälfte unseres Jahrhunderts – regen Zulauf hatte, oft nicht die erste und einzige aus dieser Familie war, die sich mit gesundheitlichen Problemen der Mitmenschen oder auch mit solchen von Tieren beschäftigt hat. Ein Hinterfragen ergab, daß in vielen Fällen bereits jemand aus der Eltern-, ja sogar aus der Großelterngeneration auf diesem Gebiet schon tätig gewesen war. Mit gutem Recht kann man da oft von richtigen „Heilerfamilien" sprechen.

Das Wissen wurde bis zuletzt stets auch an die Nachkommen weitergegeben, nur hatten sich inzwischen die Zeiten geändert, das soziale Netz erfaßte nun auch schon die Bewohner der entlegensten Gebiete, und Strafen wegen Kurpfuscherei trafen denjenigen, der die Zeichen der Zeit nicht rechtzeitig erkannte. Das Heilwissen wurde daher nur mehr im engsten Familien- und Nachbarschaftskreis angewendet.

Bei der Weitergabe innerhalb der Familie wurde genau darauf geachtet, daß stets der Begabteste und auch der Interessierteste die Tradition fortsetzte. Es konnte daher durchaus vorkommen, daß innerhalb zweier Generationen ein Geschlechtswechsel bei der Wahl der Person des Heilers eintrat, daß das Wissen vom Vater auf die Tochter, ja sogar von der Schwiegermutter auf den Schwiegersohn übertragen wurde, wenn diese Person dafür geeignet war. Dabei konnte es auch geschehen, daß der Nachfahre eines Heilers mit großem Erfolg vom „Veterinärbereich" auf den „Humanbereich" umgestiegen war. Das kann man beispielsweise bei den Nachkommen des „Bergerannerls", aber auch bei der „Saumali" oder beim berühmten „Höllerhansl" beobachten.

Es mag im traditionsverhafteten Denken der bäuerlichen Bevölkerung gelegen sein, daß man solchen Heilerfamilien besonderes Vertrauen schenkte. Andrerseits mag diesen Familien über mehrere Generationen oft eine besondere Begabung zu eigen gewesen sein, gelang es doch dem einen oder anderen Nachfahren im letzten Drittel des 20. Jahrhunderts tatsächlich, auch eine „echte" medizinische Laufbahn einzuschlagen. Das glückte sowohl der Ururenkelin des Bauerndoktors Andreas Bergler, des „Bergerannerls" aus Kresbach (Dr. Isabella Tockner in Arnfels) als auch dem Ururenkel des „Boahoalers" Franz Fromm vlg. Gutschibauer aus Pichling (Dr. Gerhard Fromm in Schwanberg).

Beispielhaft für traditionelle, weststeirische Heilerfamilien seien hier drei ganz besonders hervorgehoben: Jene des „Bergerannerls", jene des „Gutschibauern" und jene des „Höllers", aus letzterer Familie ging ja bekanntlich der weithin berühmte Naturheiler „Höllerhansl" hervor.

Eine große Heilerfamilie: Der „Bergerannerl" und seine Nachkommen

Andreas Berger (1827–1904) vlg.[1] Bergerannerl

Andreas Berger wurde am 20. November 1827 in Kresbach Nr. 12, am Hofe vlg. Berger, geboren. Die Eltern, Josef Berger und dessen Gattin Cäzilia, geb. Jöbstl, waren angesehene Bauersleute, wobei in den kirchlichen Büchern auch stets darauf verwiesen wurde, daß Josef Berger „Kirchenpropst" gewesen war. Andreas hatte mehrere Geschwister, einen älteren Bruder Anton, der später den väterlichen Hof übernahm und die Schwestern Maria (geb. 1832), Cäzilia (geb. 1834), Josefa (geb. 1837) und Barbara (geb. 1842).

Der „Bergerannerl", unter welchem Namen er später ein gern aufgesuchter Helfer für das kranke Vieh war, erwarb den Hof vlg. Holzbauer in Kresbach Nr. 1. Am 9. Februar 1858 heiratete er die Bauerntochter Josefa Zmugg aus Gleinz, die drei Kindern – Andreas (geb. 1859), Josefa (geb. 1863) und Maria (geb. 1866) – das Leben schenkte. Beide Mädchen betätigten sich später ebenfalls intensiv und erfolgreich mit dem Heilen kranker Mitmenschen.

Zum Witwer geworden, heiratete der „Bergerannerl" am 12. Februar 1879 in zweiter Ehe die Maria Stelzer aus seinem Heimatdorf. Zwei Töchter aus dieser Ehe, Cäzilia (geb. 1880) und Aloisia (geb. 1883), wurden nur wenige Monate alt, der „Bergerannerl" selbst starb am 3. November 1904.

Vom Wirken des „Bergerannerl" wissen wir relativ wenig. Es war Karl Reiterer, der Schulmann aus St. Peter im Sulmtal, der immer wieder in seinen Zeitungsgeschichten und Büchern von dem in seiner Jugend

---

[1] Abkürzung für das aus dem Lateinischen stammenden „vulgo", welches mit „im Volk, allgemein genannt" übersetzt wird. Davon leitet sich der Vulgoname (Hausname) ab, den man am Lande viel besser als den Familiennamen kennt.

„berühmten Bauerndoktor Bergerannerl" zu berichten wußte. Aus seinen Geschichten ging hervor, daß der „Bergerannerl" in den 60er und 70er Jahren des 19. Jahrhunderts vor allem als Viehdoktor gewirkt haben muß.

Hatte der „Bergerannerl" selbst schon in seiner Familie Vorgänger? Das wird man sicher nicht mehr eruieren können. Die Familienüberlieferung jedenfalls berichtet, daß er bei einem Bader namens „Herlbauer", der im Gebiet von Hochstraßen bei Ligist gewirkt haben soll, gelernt habe. Dort sei er Knecht gewesen, angeblich zusammen mit dem Vater des nachmalig berühmten „Höllerhansl" (Anton Harry, Lasselsdorf). Zeitmäßig war das jedoch wenig wahrscheinlich, da Josef Reinbacher (geb. 1842) um 15 Jahre jünger als der „Bergerannel" gewesen war. Zudem gab es auch höchstwahrscheinlich zu dieser Zeit im Gebiet von Ligist keinen Bader namens „Herlbauer", so daß dieser angebliche „Bader", wenn überhaupt, ein Bauerndoktor gewesen sein muß. Vom „Bergerannerl" weiß man letztlich noch, daß er seine Diagnose aus dem Urin gestellt habe. Er hat sein Wissen seinen beiden Töchtern Josefa, der späteren Heilerin „Weberpeterin" und Maria, der späteren Heilerin „Silliannerlin" weitergegeben, entgegen seiner öfter geäußerten Meinung „Dirndln, lernt's dös net, sonst habt's koa Ruah!" Sofern es stimmt, daß der „Bergerannerl" nur Vieh behandelt hat, kann man hier bereits einen Wandel im Objekt des Heilinteresses feststellen, da die Töchter, vor allem die Josefa, hauptsächlich Menschen geheilt haben.

Josefa Mandl (1863–1951), die „Weberpeterin"

Josefa Berger, verehelichte Mandl, die „Weberpeterin", wie man die erfolgreiche Naturheilerin später nannte, wurde am 6. März 1863 in Kresbach bei Hollenegg geboren. Über Josefas Jugend wissen wir kaum etwas, außer daß sie ihr Vater, der Bauerndoktor „Bergerannerl" in die Harnschau eingeführt hat. Josefa heiratete 1890 Matthias Mandl (1844–1921) aus Lasselsdorf, einem Ort nahe Groß St. Florian gelegen, und schenkte drei Töchtern das Leben.

Tochter Aloisia (1896–1974) heiratete 1920 Anton Harry (1894–1987) aus Rassach. Sehr bald erkannte die „Weberpeterin" die besondere Begabung und das große Interesse ihres Schwiegersohnes für die Urinschau. Sie „lernte" ihn an und sah in ihm ihren Nachfolger. So erzählte er selbst, oft habe ihm die „Weberpeterin" ein „Wasser" (Harn) gezeigt und ihn gefragt: „Du Bua, Toni; schau des Wossa, was is da los?" Und sie besserte aus, was bei seiner Diagnose falsch war. So lernte er viel über die Harnschau und über Krankheiten. Er unterstützte sie zeitlebens tatkräftig bei ihrer Arbeit und wandte das erworbene Wissen auch nach ihrem Tode im Familienkreis noch oft nutzvoll an.

Die „Weberpeterin" soll mit der Harnschau etwa um das Jahr 1915 begonnen haben. Im „Großdeutschen Reich" legte sie die Heilpraktikerprüfung ab und konnte so diesen Beruf bis 1945 legal ausüben. Aber wie viele andere Naturheiler auch, hatte sie, außer in ihrer Heilpraktikerzeit, Schwierigkeiten mit der Obrigkeit, mehrmals sei sie angezeigt worden, sowohl bei der Gendarmerie als auch bei der Finanz.

Interessanterweise pflegte sie auch Gedankenaustausch mit anderen Heilern, so mit Johann Reinbacher, dem berühmten „Höllerhansl" aus Rachling bei Stainz, mit dem sie sich mehrmals im Gasthof Wolfbauer in Stainz getroffen habe. Auch der bekannte Beinheiler Ignaz Prattes vlg. Glentweber besuchte sie oft in Lasselsdorf und wenn einer seiner „Patienten" Fieber bekam, schickte er ihn zur weiteren Behandlung zur „Weberpeterin".

Die „Weberpeterin" wurde als „dicke Muatta" geschildert, die stets gut aufgelegt war und auch gerne tanzte. Sie wird als sehr religiös, ja schon „bigottisch" beschrieben, regelmäßig ging sie sonntags zur Kirche und unterstützte großzügig einige Priesterstudenten aus der Umgebung.

Gegen Ende ihres Lebens dürfte sie auffallend stark abgenommen haben, sie sei zum Schluß „imma kloana wordn und zamgangan", so daß manche Gewährsleute eine Abmagerungskur dahinter vermuteten. Sie starb hochbetagt am 30. Juli 1951.

Ihren Sarg führte ein Lasselsdorfer Bauer namens Albrecher mit seinem Fuhrwerk nach Groß St. Florian zur Kirche. Er begründete das damit: „Dieser Frau verdanke ich, daß ich noch lebe!"

Wie bereits angeführt, stellte die „Weberpeterin" ihre Diagnosen aus dem Harn. Es war Anton Harry, ihr Schwiegersohn, der einiges darüber zu berichten wußte. Er meinte, „das Bild des Urins sage alles aus, wie die Asche beim Holz". Die „Weberpeterin" maß besonders der „Schwere" des Harns und den „Grulln", das waren die Bläschen im Harn, große Bedeutung bei. Wichtig war auch, daß der Harn von einem mit „nüchternem Magen" kam.

Wenn man den Harn schüttelte und er „blitzte" und war ganz hell und machte zudem feine Blasen, war das ein sehr gefährliches Symptom. Man mußte einen Schlaganfall befürchten. War der Harn dagegen milchig und hatte am Rand herum „Grulln", deutete das auf Tuberkulose hin. Dunkler Harn konnte vom Magen herrühren oder Fieber konnte die Ursache sein. Blut im Harn deutete auf Nierenerkrankungen oder Blasensteine hin, schäumte der Harn dagegen nahe der Oberfläche und war er „schwer", war Kopfweh das Leiden. Sind letztlich die „Grulln gesprungen", konnte das ein Symptom für ein Herzleiden sein.

Zur „Weberpeterin" sind die Leute zu Fuß gekommen, das heißt sie sind mit der Wieserbahn bis Groß St. Florian bzw. mit dem „Flascherlzug" bis Neudorf oder Herbersdorf gefahren und haben dann den Fußmarsch zum Hofe der „Weberpeterin" in Lasselsdorf angetreten. Sie kamen nicht nur aus der Umgebung, viele waren Grazer, aber auch Obersteirer waren darunter. In ihrer besten Zeit kamen 30 bis 40 Leute täglich zu ihr. Manche hatten nicht nur ihren Harn mit, sie brachten zusätzlich oft auch noch das eine oder andere Fläschchen mit fremdem „Wossa" mit.

In Lasselsdorf, am Hofe der „Weberpeterin", „ordinierte" diese in der Stube. Auch die Leute mit dem „Wossa" saßen dort und warteten geduldig bis sie drankamen. In dieser Stube hat sie auch die Medizinen „gekocht", die sie dann aber mit den verschiedenen Grundstoffen in einem eigenen Zimmer nebenan aufbewahrte.

In der Familie haben alle – Töchter, Schwiegersohn, ja sogar der Knecht – mitgeholfen, sowohl beim Kräutersammeln als auch beim Zusammenmischen von Tees. Die Kräuter brachten Sammlerinnen aus Freiland oder aus Glashütten, aber auch die bekannte „Bergliesl" oder auch Kinder sammelten gegen ein kleines Entgelt für sie. Seltenere Kräuter wurden in der Stainzer Apotheke oder in der Drogerie Rossum gekauft, aber auch in Graz oder in Salzburg bestellt. In Graz habe man angeblich auch von den Barmherzigen Schwestern bezogen. Insgesamt soll sie mehr als hundert verschiedene Kräuter verwendet haben!

Ihr Kräuterwissen bezog sie aus Büchern, so war zum Beispiel das „New und vollkommen Kräuter-Buch" von Jacob Theodor Tabernaemontanus (1520–1590) in ihrem Besitz. Nach ihrer Heilpraktikerprüfung stand ihr sicher aber auch weitere Literatur zur Verfügung.

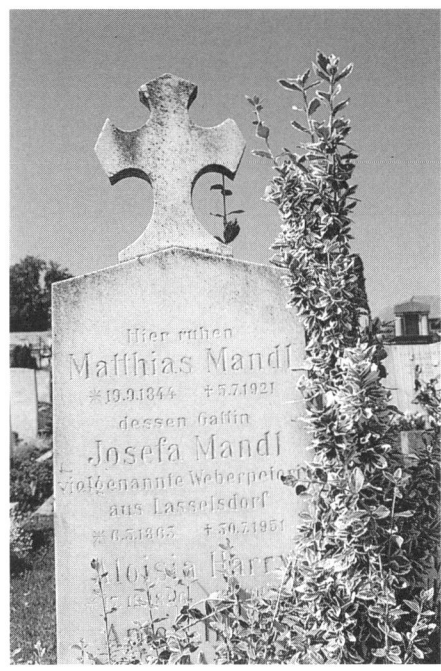 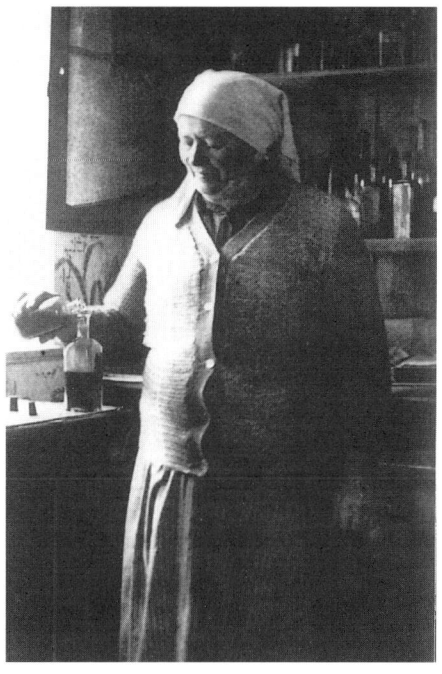

Grabstein von Matthias Mandl und dessen Gattin Josefa am Friefhof von Groß-St. Florian.

Josefa Mandl, die „Weberpeterin", beim Herstellen von Medizinen.

Schwiegersohn Anton Harry hatte noch nachfolgende, von ihr häufig verwendete Kräuter in Erinnerung: „Hanskräutl" (Johanniskraut), „Lindenblüah" (Lindenblüten), „Almgraupm" (Isländisch Moos), „Roanfl" (Rainfarn), Kalmus und „Almgluat", das ein „würziges", aber nicht näher identifizierbares „Kräutl" war. Zum Tee kamen manchmal Hoffmannstropfen und/oder Melissengeist dazu.

Von Gewährsleuten wurde auch einiges über ihre Heilerfolge und Medizinen bzw. Kräuter berichtet. So erzählte eine Gewährsperson, sie habe einen sogenannten „Fingerwurm" (Panaritium) gehabt. Die „Weberpeterin" empfahl das Auflegen eines Breis aus Kornmehl, Eidotter, Lärchpech und Honig. Das wurde befolgt und hat gut geholfen (Ganster vgl. Erni aus Gersdorf).

Maria Scheer aus Wetzelsdorf (im Stainztal) hatte eine Magenentzündung, so stark, daß sie gar nicht mehr essen konnte. „Die ‚Weberpeterin' sott a siaßes Supperl", wovon der Anis ihr noch gut in Erinnerung war. Auch dieser Medizin war Erfolg beschieden.

Theresia Klug aus Marhof hatte als Kind einen „Lungenspitzenkatarrh". Der Vater ging mit ihrem „Wasser" zur „Weberpeterin". Diese gab ihr eine Medizin, „rot und siaß" und empfahl ihr einen Tee mit viel Gundelrebe und Salbei.

Von einer roten Medizin berichtete auch Gottfried Kainz vlg. Berghösele aus Heuholz. Seine Ehefrau war als 11- oder 12jähriges Kind sehr schwach und oft bettlägrig gewesen. Einmal habe sie hohes Fieber bekommen und war zum Sterben krank. Die Mutter eilte mit dem „Wasser" der Kranken zur „Weberpeterin". Die sah sich dieses an und sagte: „Maria, da steht's schlecht! De hat a hochgradige Lungenentzündung, i waß net, ob's no lebt, wannst hamkimmst. Schnöll hamgehn und schnöll zwea Löffl gebn!" Auch diesmal hat die rote Medizin geholfen.

Die „Weberpeterin" wurde vor allem bei Kinderkrankheiten gerne aufgesucht. Sie hat aber auch ihre Grenzen gekannt, wie aus einer Erzählung von Cäzilia Zenz aus Rassach hervorgeht. Diese war einmal mit den „Nervn völli ferti gwesn" und ging mit ihrem „Wasser" zur „Weberpeterin". Diese meinte nach Betrachtung des „Wassers": „Mei liabs Dirndl, dia gib i nix, du muaßt zan Dockta, du bist nervenkrank!" Sie befolgte das und der Rat war gut gewesen.

Anna Kügerl aus Tanzelsdorf hatte als Kind starke Halsschmerzen und wurde deswegen zu ihr gebracht. Sie empfahl ihr das Auflegen von warmem „Sterz" (Brei aus Polentamehl), sollte das jedoch nicht helfen, müsse sie zum Arzt gehen. Beides haben Anna Kügerls Eltern befolgt, und tatsächlich hatte sie Diphtherie.

Die „Weberpeterin" sei aber auch von Ärzten immer wieder aufgesucht worden. Erinnerlich blieb den Gewährsleuten ein Dr. Weis (-ß, -ss) aus Graz, der sich bei seinen eigenen Krankheiten nicht ausgekannt, den sie aber kuriert habe.

Von einem weiteren Grazer Arzt aus der Merangasse wurde berichtet: Die Kollegen hatten seine Frau bereits aufgegeben, so fuhr er mit ihrem Harn zur „Weberpeterin". „Schlecht steht 's, i kann nix helfn" meinte diese. Der Arzt bettelte um Hilfe. So gab sie ihm ein Fläschchen „Tee" für sie mit, verlangte aber, daß die Frau für eine gewisse Zeit hinaus nach Lasselsdorf ziehen müsse. Dort wohnte sie dann bei einem Nachbarn im „Stöckl" und gesundete nach einiger Zeit tatsächlich.

Neben Medizinen hat sie auch Salben hergestellt, so z.B. eine Zugsalbe und eine „Boasalbn", die auch ihr Neffe, der „Kochschmied" in Stainz später gemacht habe. Von Salben gegen Rheuma und sogar von einer gegen Blutvergiftung (!) wurde berichtet.

Bevor die „Weberpeterin" legal Heilpraktikerin wurde, nahm sie freiwillige Geldspenden an, später verlangte sie eine Entlohnung ihrer Kunst, meist einige Schillinge. Das berichtete auch Maria Haas aus Kothvogel, die oft wegen der kranken Großmutter zur „Weberpeterin" gehen mußte. Für die Medizin bekam sie aber stets nur zwei Schillinge von zu Hause mit. Die „Weberpeterin" schüttelte das Wasser und sagte jedesmal: „Ja, wiss ma scho was fahlt! Wannst zwa Schülling hast, bin i scho zfriedn!"

Wie so vielen anderen Heilern, die ihre Diagnose aus dem Harn erstellten, wurden auch ihr Streiche gespielt. Aber stets erwies sich die „Weberpeterin" als gewiegte Harnschauerin, welche die gestellte Falle immer erkannt habe. So hätten zwei Freunde zusammen in eine Flasche hineinuriniert („einibrunzt"), und man schickte dieses „Wasser" zur „Weberpeterin". Diese diagnostizierte beiden die gleiche Krankheit und gab beiden die gleiche Medizin (Reiner vlg. Keuschentoni, Tanzelsdorf). Ein anderer brachte das „Wasser" von einer Kuh und gab dieses als das seine aus. Die „Weberpeterin" ging hinaus in die Tenne und kam mit einem Schipperl „Fuatter" und einer Faustvoll Hafer zurück. Beides gab sie ihm und meinte: „Des fuatterts, dann werds wieda guat!" (Maria Treichler vlg. Marxl, Fuggerberg).

Anton Harry (1894–1987), der Schwiegersohn der „Weberpeterin"

Anton Harry vlg. Käfer mag jenes Talent besessen haben, das für einen tüchtigen Naturheiler notwendig war. Das war sicher auch der Grund, warum die „Weberpeterin" ihm so viel von ihrem Wissen weitergegeben hat.

Zeit ihres Lebens hat Anton Harry sie bei ihrer Arbeit tatkräftig unterstützt, bald nach dem Zweiten Weltkrieg waren aber die Zeiten für bäuerliche Heiler weitgehend vorüber. Vermehrt gingen Ärzte aufs Land hinaus, die dann selbstverständlich gegen diese Konkurrenz zu Felde zogen. Das mag Anton Harry bewogen haben, nach dem Tode der

„Weberpeterin" (1951) die Harnschau nur mehr im familiären Kreise auszuüben. Die Nachfahren jedenfalls waren von seinem Heilwissen sehr angetan gewesen.

Anton Harry stellte auch im täglichen Leben seinen Mann und so sei auch sein Lebensweg kurz beschrieben. Am 4. April 1894 wurde er in Rassach Nr. 52, am Hofe vlg. Pölzl, geboren. Als junger Bauernbursch zog er mit dem Infanterieregiment Nr. 47 in den Ersten Weltkrieg, kam an die Ostfront und wurde dort verwundet. Wieder genesen zeichnete er sich durch großen Mut aus, brachte es bis zum Korporal und erhielt die Tapferkeitsmedaille verliehen.

Am 5. Jänner 1920 heiratete er Aloisia Mandl, zog nach Lasselsdorf und erwarb das Anwesen vlg. Käfer. Er wurde dort Gemeinderat und später Bürgermeister. Als solcher gelang es ihm in der Zeit des Zweiten Weltkriegs die Glocken der Kapelle Lasselsdorf vor dem Abholen und Einschmelzen zu retten. Er schnitt einfach die Stricke ab und sagte, die Glocken wären bereits abgeholt worden. Die Täuschung gelang. Solange es ihm möglich war, blieb er kommunal tätig, was ihm die Gemeinde mit vielen Ehrungen dankte. Anton Harry verstarb am 19. Februar 1987.

Maria Koch (1866–1951), die „Silliannerlin"

Maria Berger, verehelichte Koch, war eine weitere Tochter des „Bergerannerls". Wie schon ihre Schwester, die „Weberpeterin", hatte auch ihr der Vater bäuerliches Heilwissen vermittelt, sie hatte jedoch zeitlebens nie so starken Zulauf wie diese. Im Gegensatz zu ihrer Schwester Josefa beschäftigte sie sich aber auch, ganz in der Tradition ihres Vaters, mit dem Heilen von Tieren.

Am 3. März 1866 in Kresbach Nr. 1 geboren, weiß man aus ihrer Jugendzeit, außer daß sie in Hollenegg zur Schule gegangen war, so gut wie nichts. Erwachsen geworden heiratete sie am 18. August 1890 in der Kirche von Hollenegg Johann Koch (1864–1932), der in Bergla Nr. 6 eine kleine Landwirtschaft betrieb. Bergla mit dem Anwesen vlg. Silliannerl liegt nahe St. Martin im Sulmtal.

Der Ehe entsprossen acht Kinder, wovon der älteste Sohn, der Franz (geb. 1894), in die Fußstapfen seines Großvaters „Bergerannerl" trat, sich später in Stainz niederließ und dort ein häufig aufgesuchter bäuerlicher „Viehdokter" wurde.

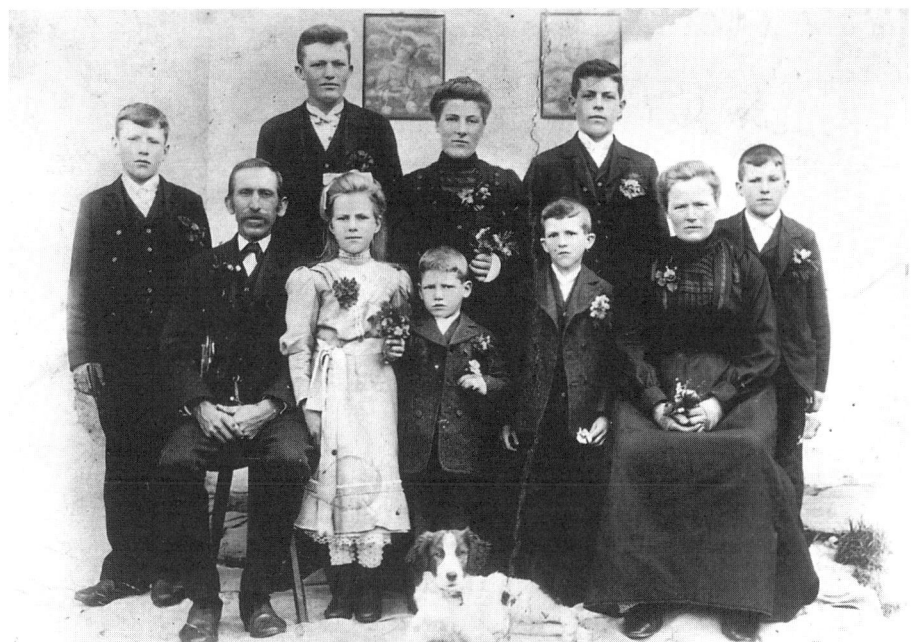

Maria Koch, die „Silliannerlin" und ihre Familie. Links hinter der Mutter stehend Franz Koch, der „Kochschmied".

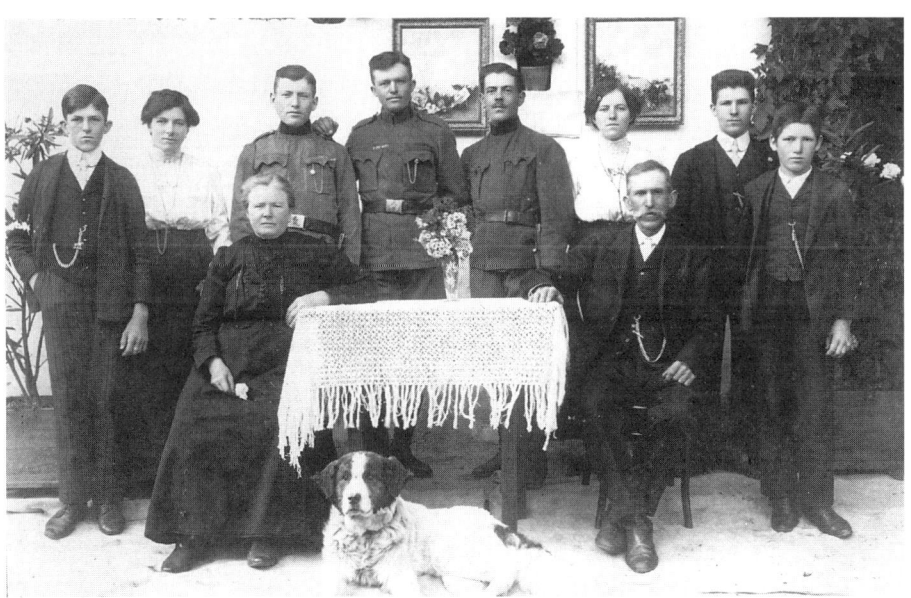

Ein Bild aus dem Jahre 1917: Maria Koch im Kreise ihrer Familie. Als Soldat rechts hinten stehend Franz Koch.

Auch zur „Silliannerlin" mußte man zur Diagnose das „Wasser" mitbringen. Sie „ordinierte" am Hofe in Bergla in der Stube, wo sie auch am Ofen in einem „Häfn" ihre Medizinen kochte. Vorrätige Kräutersäfte, in der Regel „Teeauszüge", bewahrte sie in der „Speis" (Speisevorratskammer) auf.

Hauptsächlich verwendete sie wildwachsende Heilkräuter, einige wenige fand sie auch im hauseigenen Bauerngarten. Die wildwachsenden haben ihr einerseits „Kräuterweibln" gebracht, andererseits hat die „Silliannerlin" ihre Kinder auf Kräutersuche geschickt, wenn man ohnehin am Feld zu tun hatte.

Die Kräuter trocknete und bewahrte sie am „Bodn" (Dachboden) auf. Spitzwegerich, „Roanfl" (Rainfarn), Huflattich und braune Minze waren den Gewährsleuten noch gut in Erinnerung.

Fallweise gab sie zu diesen Medizinen auch „Tröpfn" aus der Apotheke bzw. Drogerie in Deutschlandsberg hinzu, z. B. Anistropfen, Hoffmannstropfen oder „Krampftröpfn". Um diese zu holen, mußten die Buben – so Sohn Konrad – oft am Sonntag die zwölf Kilometer nach Deutschlandsberg gehen. Dort gab man der „Silliannerlin" sogar Prozente! Sie verlangte für ihre Medizinen Geld, aber nicht viel, je Flaschengröße ein bis drei Schillinge.

Die Nachfahren waren in Besitz eines handgeschriebenen Heftes mit Veterinär-Rezepturen („Tierarzt-Buch"). Da konnte man Rezepturen lesen wie: „Abführen Kleines Kalb", „Für Abführen Großes Vieh", „Für das Brennen" etc. Beim Lesen der Bestandteile brauchte man aber viel Phantasie, um „Lawawara" als ein lautmalendes Wort für „Rhabarber" oder „Ballerina" als ein solches für Baldrian (lat. Valeriana) zu erkennen.

Bekannt war die „Silliannerlin" auch für ihre Salben. Vielgerühmt war die Zugsalbe, die später auch ihr Sohn Franz als „Koch"- oder auch „Kochschmiedsalbn" mit großem Erfolg bei Tieren anwendete. Ihre Bestandteile waren Kornmehl, Honig, „Rottenbolus" (roter Bolus oder Ton) und Lärchpech. Auch eine „Heilsalbe" unbekannter Zusammensetzung stellte sie her.

Ihre spätere Schwiegertochter erinnerte sich, daß sie einmal als junges Mädchen alles erbrochen habe. Da ging man zur „Silliannerlin" und bat sie um Hilfe. Sie empfahl einen „Kornwecken" fest zu bähen und davon nur die Rinde zu essen. Danach solle sie ein Stückchen Eis schnell hinunterschlucken. Und wirklich, das hat geholfen!

Seit dem Jahre 1945 war die „Silliannerlin" bettlägerig geworden. Trotzdem kamen immer noch „Patienten" zu ihr, die oft vier und mehr Stunden unterwegs waren, etwa vom Radlpaß her oder von St. Pongratzen herunter, und mit Hilfe der Schwiegertochter versuchte sie stets zu helfen. Die „Silliannerlin" erreichte das hohe Alter von 85 Jahren, sie verstarb am 17. Mai 1951 und ist in St. Martin im Sulmtal begraben.

Franz Koch (1894–1976), der „Kochschmied"

Er war ein Sohn der „Silliannerlin" und somit auch der Neffe der „Weberpeterin". Am 11. Jänner 1894 in Bergla Nr. 6 bei St. Martin i. S. geboren, erbte er das Interesse seiner Vorfahren am Heilen. Ihm wurde auch das Familienwissen weitergegeben. Eine Zugsalbe, die Mutter und Tante schon verwendet hatten, wurde durch ihn zu der rund um den Markt Stainz sehr bekannten „Koch(schmied)salbn" . Obwohl er in der Regel nur Tiere heilte, behandelte er doch höchstpersönlich im Krankheitsfalle den engsten Familienkreis, solange es zu verantworten war.

Der junge Franz Koch wurde zur Ausbildung als „Huf- und Wagenschmied" zum „Onkel", einem entfernt Verwandten, nach Klagenfurt geschickt. Ob er auch eine Beschlagschmied- oder gar Kurschmiedschule besucht hat, ist ungewiß. Jedenfalls lernte er dort seine spätere Frau Maria, eine geborene Resch, kennen, die er dann auch am 8. Juli 1925 in der Klagenfurter Domkirche ehelichte.

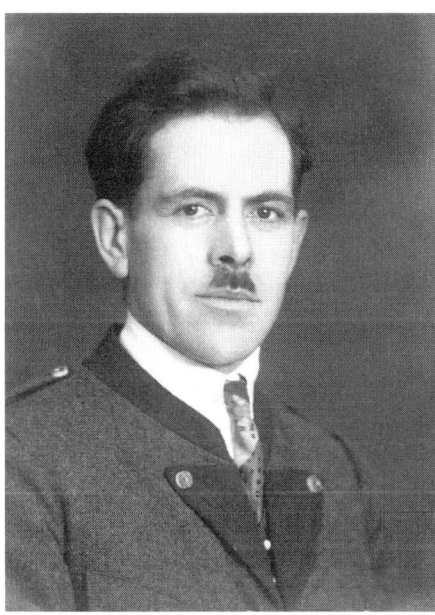

Franz Koch, der „Kochschmied".

Nach beendeter Ausbildung zog er mit ihr nach Stainz (1925), wo er vorerst im sogenannten „Finkhaus", das schon immer eine Schmiede beherbergt hatte, wohnte. Dort wurden auch seine Kinder geboren, so am 9. April 1926 der Sohn Franz, dann die Töchter Hildegard Maria

(1928) und Maria Irmengard (1929). Sohn Franz fiel als Soldat noch in den letzten Kriegstagen.

Der „Kochschmied", so nannte man ihn alsbald in Stainz, siedelte 1939 vom „Finkhaus" in das Haus Sackgasse Nr. 60 (heute Sackstraße Nr. 2), wo er wieder seinem erlernten Handwerk nachging. Von seiner Mutter her hatte er auch ein gutes Wissen über Heilkräuter, denn die acht Kinder der „Silliannerlin" waren stets zum Sammeln derselben ausgeschickt worden. Zudem waren Schmiede zu allen Zeiten dazu ausersehen, auch kranke Tiere zu heilen. Der „Kochschmied" mußte aber zusätzlich begabt gewesen sein, denn bald schon kamen viele Bauern zu ihm oder er wurde zu deren kranken Tieren gerufen. Später, als er zu einem gewissen Wohlstand gekommen war, fuhr er bereits mit dem Motorrad zu ihnen.

Kleinere Konflikte mit den Stainzer Tierärzten konnten da natürlich nicht ausbleiben. Trotz dieser Differenzen war der Tierarzt Vet. Rat Max Gschiel der Meinung, am „Kochschmied" wäre ein guter Tierarzt verloren gegangen, und wenn er nachts von einem hilfesuchenden Bauern geweckt wurde, sagte er stets: „Jetz steh i net auf! Geht's rüber zum Kochschmied!"

Machten die Tierärzte ihm aber Vorwürfe, meinte er einfach: „Wos soll i denn mochn, wanns komman? I konn sie net fortjogn!" Das sagte er auch zum jungen Dr. Hans Neubauer, als dieser, bald nachdem er sich in Stainz niedergelassen hatte, zum „Kochschmied" kam und ihm unmißverständlich sagte: „Herr Koch, es geht nicht an, daß die Leute zu Ihnen kommen!"

Der „Kochschmied" galt als Experte bei vielen Viehkrankheiten, besonders Verdauungsbeschwerden waren ihm sehr gelegen. Seine Diagnosen stellte er aus dem Harn, in ihm sollte er sogar verschluckte Fremdkörper (!) gesehen haben (Matthias Habisch vlg. Haschter, Furth). Dazu folgende Geschichte: Wegen einer kranken Kuh holte ein Bauer den Tierarzt Dr. Neubauer. Der untersuchte die Kuh und war der Meinung, die Kuh müsse „geschlagen" (geschlachtet) werden. Dem Bauern war das nicht recht. Mit dem „Wasser" der Kuh ging er zum „Kochschmied", ohne diesem aber etwas von Dr. Neubauer und seiner Anweisung zu sagen. Der „Kochschmied" besah sich den Harn und meinte, die Kuh habe einen „Fremdkörper" verschluckt. Dem Bauern gab er dafür eine Medizin mit.

Am nächsten Tag kam Dr. Neubauer wieder zum Bauern und fragte nach, ob die Kuh schon geschlachtet sei und welches Leiden sie gehabt habe. „Da steht sie" meinte der Bauer und gestand, daß er auch den „Kochschmied" zu Rate gezogen habe. Verärgert ging nun der Tierarzt zum „Kochschmied" und sagte zu ihm: „Wenn ich sage, das Tier muß geschlachtet werden, dürfen Sie nichts mehr angreifen!" (Irmengard Koch, Stainz)

Die Bauern waren der Ansicht, daß der „Kochschmied" dasselbe leiste wie ein Tierarzt, nur tat er es um zwei Drittel billiger! „Di Kuah is beim Kochschmied hinwordn und beim Tierarzt ah!" (Johann Ortner, Bad Gams)

Soweit sich die Tochter noch an Heilmittel erinnerte, bekamen die Tiere vom „Kochschmied" unter anderem Lebertran, „Glaubersalz" (Natriumsulfat) und eine registrierte Spezialität, die sonst der Humanmedizin bei Husten vorbehalten war, den „Sirup Famel". Mit einem Zettel schickte der „Kochschmied" seine Kinder stets zum Einkauf diverser Medizinen zum Apotheker Kremling in Stainz. Zu Hause hat er dann die Etiketten der Medizinflaschen überklebt, damit die Kinder nicht verraten konnten, welche Medizinen er hergab.

In der Regel kam der „Kochschmied" mit den Stainzer Tierärzten gut

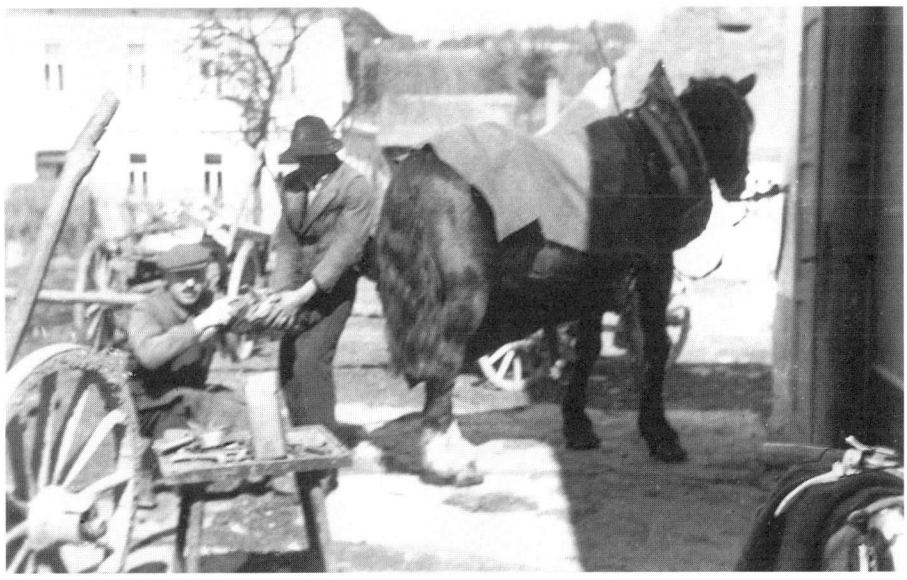

Franz Koch, der „Kochschmied", beim Beschlagen eines Pferdes. (Foto 1944)

aus, es gab aber auch heftige Auseinandersetzungen. Von so einer berichtete Peter Rohr aus Bad Gams: Wenn Pferde lange im Stall stehen, ist das nicht gut für sie. Das war einmal zu Weihnachten der Fall. Als Peter Rohr am „Hanstag" (27. Dezember) ausfahren wollte, war das Pferd nicht gesund. Im Stall merkte er dann, daß das Pferd schwarzen Harn ließ, also holte er Vet. Rat Gschiel, der dem Pferd eine Spritze verabreichte.

Am nächsten Morgen kam der „Kochschmied", sah auch nach dem Pferd und traf im Stall mit dem Tierarzt zusammen, der ihn deswegen zur Rede stellte, sich dann aber zufrieden gab. Als das dann aber am nächsten Tag nochmals geschah, gab es eine heftige Auseinandersetzung zwischen den beiden und der Veterinär schrie, er werde nun das Tier nicht mehr behandeln. Als er wütend wegging, kritisierte der „Kochschmied" alle seine Handlungen und meinte zum Bauern: „Des Roß kriag i allaweil auf d' Fiaß. Da brauch ma den Pfuscha net!" Und das Pferd wurde gesund, ohne daß man genau wußte, wessen Verdienst es eigentlich war.

Seine ältere Tochter Hildegard nahm der „Kochschmied" gerne zu den Bauern mit, wenn er einer Sau beim „Fadln" helfen mußte. Sie hatte kleine Hände und holte so bei schwierigen Geburten die „Fadln" geschickt aus der Muttersau heraus. War sie einmal nicht mit, mußte der Bauer sie extra holen gehen.

Wie schon kurz erwähnt, hat er im engsten Familienkreis auch Krankheiten aus dem Harn diagnostiziert. So einmal, als sein Enkel Christian angeblich eine schwere Grippe hatte. Man brachte ihm dessen Harn, er ließ ihn eine Stunde lang stehen und besah sich diesen dann im Sonnenlicht. „Hochgradige Lungenentzündung" stellte er fest. Man fuhr mit dem Kind nach Graz ins Spital. Dort schlugen die Ärzte die Hände zusammen, daß man ein todkrankes Kind solange zu Hause behalten habe (Irmengard Koch, Stainz).

Als der „Kochschmied" schon in Pension war, habe ihm die Kammer per Dekret erlaubt, sich „Kurschmied" zu nennen (Irmengard Koch, Stainz). Der „Kochschmied" verstarb am 20. März 1976 und liegt am Stainzer Friedhof begraben. Tochter Irmengard besitzt noch zwei Bücher, die bei ihm sehr in Verwendung standen. G. Uebele's „Handlexikon der tierärztlichen Praxis" (1. Band, erschienen 1925) und Theodor Bauers „Handbuch des Hufbeschlagens" (1942).

Des „Kochschmieds" ältere Tochter Hildegard wollte in ihrer Jugend für ihr Leben gerne Krankenschwester werden, ein Wunsch, der nicht in Erfüllung ging. Deren Tochter Isabella, verheiratete Tockner, war es jedoch vergönnt, tatsächlich Medizin zu studieren. Zusammen mit ihrem Ehemann, ebenfalls einem Mediziner, stehen beide nun als praktische Ärzte in Arnfels voll im Berufsleben.

Gut 150 Jahre waren seit der Geburt des alten „Bauerndokter Bergerannerl" vergangen, und während der ganzen Zeit war das Interesse am Heilen in dieser Familie nie erloschen. Die stark veränderten Lebensverhältnisse am Lande ermöglichten es nun jedoch der Ururenkelin des alten „Bauerndokters", den Beruf einer „echten" Ärztin zu ergreifen.

Franz Fromm vlg. Gutschibauer und seine Söhne Friedrich und Franz, der „Keuschenjosl"

Es ist schon charakteristisch, daß viele der „Boahoaler" in Berggegenden zu Hause waren, weitab von jeglicher ärztlicher Hilfe. Dort oben mußte man sich selbst helfen, und man wußte auch sich selbst zu helfen. Es gab auch immer Familien, die einfach im Heilen begabt waren und diese Begabung über mehrere Generationen weitervererbten. So eine Familie waren auch die Fromm, die auf Seite 13 abgebildet sind, von links nach rechts: Maria Fromm, Friedrich Fromm, Magdalena Fromm (Sr. Agatha), Franz Fromm d. Ältere, Theresia Fromm (Sr. Alphonsa), Rosina Fromm geb. Schrott, Ehefrau von Friedrich Fromm. Es fehlt Franz Fromm vlg. „Keuschenjosl".

Franz Fromm der Ältere (1836–1910), vlg. Gutschibauer

Franz Fromm wurde am 2. Oktober 1836 in Oberwald Nr. 15 (vlg. Paulijosl) geboren, angeblich stammte die Familie aus Modriach. Franz wuchs vorerst in Oberwald auf. Später, wir wissen weder Zeitpunkt noch den Grund, zog er nach Pösneurath, wo er in Besitz des Hofes vlg. Gutschibauer (Pösneurath Nr. 60, später Nr. 19) kam. Pösneurath gehört zur Gemeinde Pichling und liegt zwischen St. Stefan und Stainz. Im Jahre 1860 heiratete er in der Kirche von St. Stefan Magdalena, eine geborene Fromm, die trotz gleichen Familiennamens keine Verwandte war. Die Geschichte dieser Verbindung ist kurios und wird in der Familie noch heute gerne erzählt. Magdalena Fromm war das einzige Kind des Bauern Anton Fromm vlg. Sommerjakl in Rossegg. Diese Familie wollte unbedingt, daß ihr Name „Fromm" erhalten bliebe und so schickte man einen „Bittelmann"[1] aus, der einen Bräutigam suchen sollte, der auch „Fromm" hieß und als zukünftiger Ehemann in Frage käme. Die Wahl fiel auf Franz Fromm und es kam tatsächlich zur Eheschließung. Das Ehepaar bekam sechs Kinder, die Buben Franz (geb. 1860) und Alois (geb. 1862) und die Mädchen Maria (geb. 1865) und Magdalena (geb. 1867) sowie das Zwillingspaar Friedrich (Friedl) und Theresia (geb. 1870).

Der „Gutschibauer" war als „Boahoaler" bekannt, er soll auch eine ganz „spezielle Boasalbn" erzeugt haben. Wenn sie am Hofe in einer großen „Rein" (flacher Kochtopf) erzeugt wurde, habe die Küche stark nach Kampfer gerochen. An die 20 Bestandteile waren in der Salbe, neben Kampfer die geschnittenen Wurzeln des „Lustocks" (Liebstökkel), der „Schwarzwurzel" (Beinwell), der Brennessel, vom Sanikel, dann Lärchpech und „Hirschkas" (Hirschunschlitt, Hirschtalg). Letzteren bekam er von Jägern, die Kräuter sammelte er selbst.

Viele Leute kamen, um die Salbe zu erwerben. Alle bekamen davon einen „Patzen", der in Ermangelung eines anderen Behältnisses auf ein Stückchen („Fetzn") Papier gegeben und so mitgenommen wurde. Seine „Kunden" stammten alle aus der Umgebung, auch eine Arztgattin aus Stainz war darunter. Man spendete freiwillig, meist ein „paar Groschen", keiner brachte Naturalien.

Bei Beinbrüchen besuchte er stets seine „Patienten". Das machte er auch bei Knochenbrüchen vom Vieh. Die Brüche hat er stets vorsichtig eingerichtet, dann hat er Salbe auf ein Stück blaues Papier gegeben – das war damals das Einwickelpapier für Zuckerhüte – und damit die Bruchstelle umwickelt. Dann wurde mit Holzspänen „gsprigglt" (geschient) und die Schienen „festgfatscht" (festgebunden).

Vom Arzt in Hitzendorf sei er einmal angezeigt worden, es sei ihm aber nichts geschehen, weil die Stainzer Bürgerschaft hinter ihm gestanden

---

1 Bittelmann oder Bittelsmann: Mittelsmann, der über Auftrag des Freiers in das elterliche Haus des Mädchens geht und die Werbung vorbringt. Hier verlief die Werbung umgekehrt. Vgl. Unger Theodor/Khull Ferdinand, Steirischer Wortschatz als Ergänzung zu Schmellers Bayrischem Wörterbuch, Graz 1903, Seite 81.

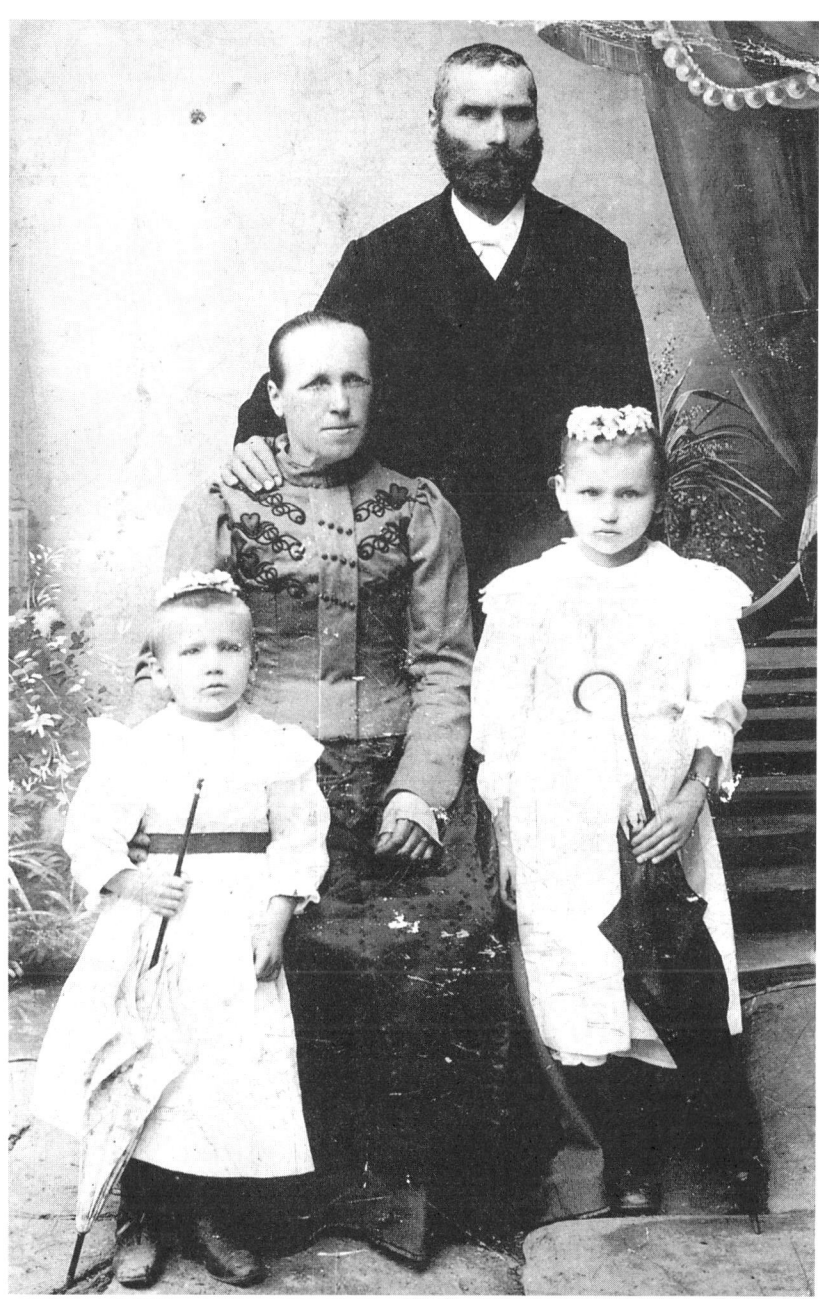

Franz Fromm vlg. Keuschenjosl mit seiner zweiten Ehefrau Theresia geb. Müller und seinen beiden Töchtern Theresia (rechts) und Maria (links). Originalfoto: Josef Andreé, Stainz.

sei. Über Vermittlung seiner Tochter Magdalena, die geistliche Schwester geworden war, sei er sogar ins Landeskrankenhaus nach Graz gerufen worden und „hätte dort den Ärzten geholfen!" (Angela Fromm, Gattin eines Enkels, Pichling)

Sein großes Heilwissen hat er vor allem seinem Sohn Franz weitergegeben. Der „Gutschibauer" verstarb am 14. April 1910 und ist am Friedhof von St. Stefan begraben worden.

Franz Fromm der Jüngere (1860–1936), der „Keuschenjosl"

Er wurde am 20. November 1860 in Pösneurath Nr. 60 geboren, wo er auch aufwuchs. Man kann es hier in der Weststeiermark immer wieder beobachten, daß die Höfe nicht dem Erstgeborenen, sondern meist den jüngsten männlichen Nachkommen übergeben wurden. So war es auch hier, sein jüngerer Bruder Friedrich übernahm den Hof.

So wurde Franz Fromm vorerst „Moar" (Knecht) beim Pfarrer von St. Stefan. So berichtete es wenigstens die Überlieferung. Übereinstimmend damit war die Tatsache, daß er 1880 in St. Stefan Nr. 10, in unmittelbarer Nähe der Kirche, wohnhaft gewesen war. Er muß in der Folge zu Geld gekommen sein, wahrscheinlich stammte es vom Vater, 1888 jedenfalls erwarb er den Hof vlg. Bothiasl in Pirkhof (Nr. 76). In diesem Jahr heiratete er auch am 13. Mai die Keuschlertochter Theresia Fließer vom Hofe vlg. Oswald in Griggling. Ein Jahr später kam am 4. Juli 1889 Töchterchen Maria zur Welt und das Glück schien vollkommen.

Doch dann schlug das Schicksal unbarmherzig zu. Innerhalb eines Monats starben die Ehefrau (am 10. Februar 1890) und das sieben Monate alte Töchterchen Maria (am 23. Februar 1890) an der Geißel der damaligen Zeit, der Tuberkulose. Noch im gleichen Jahr verkaufte Franz Fromm den Hof.

Am 16. August 1898 heiratete Franz Fromm ein zweites Mal. Theresia Müller (1863–1906) stammte aus Angenofen (Nr. 15), Gemeinde Sierling. Ihr Vater Peter Müller, bereits Witwer, war der Besitzer des Anwesens vlg. Keuschenjosl. Dieser Hof dürfte alsbald in den Besitz des Paares übergegangen sein, jedenfalls wurde der Vulgonamen „Keuschenjosl" zukünftig für Franz Fromm namensgebend.

Der Ehe mit Theresia Müller entsprossen zwei Mädchen, Theresia (geb. 1899) und Maria (geb. 1901). Am 15. Jänner 1906 verstarb auch seine zweite Frau, und die beiden Mädchen kamen ins „Dironecksche Waisenhaus" nach Graz (Keplerstraße Nr. 82). 1907 heiratete Franz Fromm ein drittes Mal, und zwar seine Wirtschafterin am Hof, die Witwe Cäcilia Rumpf, die aus Mitteregg bei Bad Gams stammte. Nach dieser neuerlichen Heirat kehrte Tochter Maria heim nach Angenofen. Tochter Theresia blieb bis zu ihrem 14. Lebensjahr im Waisenhaus. Sie besuchte in dieser Zeit die Bürgerschule und wurde dann unter der strengen Aufsicht ihrer Tante nach eigener Aussage „Medizin-technische Assistentin", obwohl es diesen Beruf unter dieser Bezeichnung damals sicher noch nicht gab. Über Vermittlung einer weiteren Tante kam sie zu Dr. Wladar nach Frohnleiten, wo sie in seiner Ordination arbeitete. Nach dem Tode seiner Frau heiratete sie ihn (Theresia Wladar, Frohnleiten).

Franz Fromm war auch erfolgreich seiner Militärpflicht nachgekommen, denn er brachte es bis zum Korporal bzw. bis zum Zugführer, das weiß man heute nicht mehr so genau, jedenfalls machte er den Ersten Weltkrieg vollständig mit.

Man beschrieb ihn allgemein als bärtigen, freundlichen Mann. Innerhalb der Gemeinschaft war er, obwohl Kleinkeuschler, angesehen und sogar einige Zeit Gemeinderat. Auch er galt als ein sehr frommer Mann, überhaupt spielte die Religion in der Großfamilie der Fromm eine große Rolle.

1934 heiratete sein Tochter Maria, doch der „Keuschenjosl" verstand sich nicht mit seinem Schwiegersohn und zog, zusammen mit seiner Ziehtochter Kathi Hammerl, zu Verwandten nach Pichling Nr. 19. Er war damals schon ein alter Mann, trotzdem kamen die Stainzer immer noch zur Behandlung zu ihm. Von Pichling zog er schließlich nach St. Marein bei Graz zu Verwandten seiner Ziehtochter, wo er auch am 26. Mai 1936 verstarb.

Der „Keuschenjosl" war ein weitum bekannter „Boahoaler". Man kam zu ihm, weil man meist für einen Arzt kein Geld hatte. Er heilte jede Art von Knochenbrüchen bei Mensch und Tier. Alles, was ausgekegelt war, richtete er wieder ein. Meist saßen gleich mehrere „Patienten" in der Stube in Angenofen und warteten, bis sie drankamen. Nach der Behandlung spendete man freiwillig oder gab auch Naturalien.

Er habe nur eine einzige Salbe – die „Boasalbn" – hergestellt, deren Rezeptur noch vom Vater stammte. Er sammelte in der Regel die Kräuter, meist kamen Wurzeln zur Anwendung, und das „lärchane Pech" selbst. Nur manchmal sammelten für ihn auch Kinder. „Einer vom Berg" brachte ihm den „Hirschkas" (Hirschtalg), eine Masse, die so fest war, daß man sie wie Käse in Scheiben schneiden konnte.

Die gewaschenen, fein geschnittenen Wurzeln kamen in den bereits geschmolzenen, heißen „Hirschkas" hinein, wurden darin geröstet, abgeseiht und noch ausgepreßt, wobei ihm auch seine Frau half. Dann kam die Salbe in Spanschachteln, die er sich aus der Apotheke besorgt hatte, dort kaufte er sich auch fehlende Kräuter. Seine Tochter Maria und deren Ehemann erzeugten später noch lange diese Salbe. Als allerdings der Lieferant für den „Hirschkas" starb, mußten sie damit aufhören, obwohl große Nachfrage danach geherrscht hatte.

Eine Spezialität des „Keuschenjosl" waren die „Rosmarinpackln", in Stoffsäckchen abgefüllter Rosmarin, die man bei Verstauchungen und ähnlichem heiß auflegen mußte.

Die Berichte der Gewährsleute waren hier nicht so zahlreich und oft recht allgemein gehalten. Dennoch seien einige davon wiedergegeben: Johann Ortner aus Bad Gams hatte sich beim „Birnmahlen" – es war im Jahre 1905 oder 1906 – die Hand gebrochen. Die Großmutter trug ihn „bucklkraxn" (am Rücken) hinauf zum „Keuschenjosl", das Einrichten hat furchtbar geschmerzt. Die „Holzspa'", mit denen geschient wurde, hat der „Keuschenjosl" mit einer „Spogotschnur" (einem Spagat) festgemacht. Da man kein Geld hatte, bezahlte man mit Naturalien.

Der (vlg.) Lebbauer hat dem (vlg.) Bleischenk in Greim am Rosenkogel beim Wiederaufbau geholfen, nachdem dessen Wohnhaus abgebrannt war. Mit einem Pferdefuhrwerk führte er Baumaterial hinauf zum Hof. Nach der letzten Fuhre kam er beim Bergabfahren ins Rad, es drehte ihm den Fuß ganz nach rückwärts. Unter großen Schmerzen fuhr er weiter, bis ihm jemand entgegenkam, der ihn dann nach Hause führte. Man holte den „Keuschenjosl", der ihm den Fuß abtastete und immer wieder fragte: „Tuat's recht weh?" Der Lebbauer hat nichts verspürt, da, plötzlich ein Ruck und der Fuß war wieder im Gelenk! Er bekam eine Salbe und das Bein war alsbald wieder in Ordnung.

Gottfried Kainz vlg. Berghösele aus Heuholz hatte mit dem Fahrrad einen Unfall und sich dabei den Arm ausgekegelt. Eine Woche lang hatte er starke Schmerzen. Da kam ein Bekannter zu ihm und sagte, am Sonntag fahre er zum „Keuschenjosl", er solle doch mitkommen!

Am Sonntag war man schon in aller Früh beim Hof in Angenofen. Die Tochter sagte, der Vater sei zur Kirche nach Stainz gegangen, gehe aber nachher immer in eine Buschenschank, nicht weit vom Hof. Dort solle man hingehen und auf ihn warten. Als der „Keuschenjosl" dann kam, sagte Gottfried Kainz zu ihm: „Herr Keuschenjosl, mi hot's mit'n Radl gschmissn, Sie, i konn mei Hand net brauchn!" Das werde man gleich haben, meinte der „Keuschenjosl", und noch im Mantel ergriff er seine Hand, ein Ruck und der Arm war eingerichtet. Dann hat er in die Manteltasche gegriffen und eine Schachtel mit Salbe herausgezogen und gesagt: „Wirst glei gor net amol olls brauchn. Und vor'n Liegn anschmiern, des is am bestn. Muaßt holt an anders Hemat anlegn!" Die Salbe war schwarz und hat sehr gut geholfen. Er bezahlte dafür gerne und freiwillig ungefähr zwei Schillinge.

Alois Ninaus vlg. Zenzweber aus Sierling, dem der „Keuschenjosl" als Knaben einen Fuß eingerenkt hatte, bezeichnete diesen als „grobn Teifl". Er wäre aber beim „Kuhkälbern" gut gewesen, wenn die „Budn" (Nachgeburt) nicht weggegangen wäre. Da habe er den Kühen ein „Gloater" (Leinsamenschleim) gegeben und den Tieren mit Arnikaschnaps solange das Kreuz eingerieben, bis es ganz warm war.

Friedrich Fromm (1870–1916), der „Gutschibauer"

Der Hoferbe, in Pösneurath im Jahre 1870 geboren, hatte vom Vater auch einiges auf dem Gebiete der Beinbruchheilung gelernt, erlangte auf diesem Gebiet aber nie die Bedeutung seines Vaters oder Bruders. Trotzdem wurde er immer als „Boahoaler" bezeichnet. Vereinzelt kamen Leute zu ihm, denen er auch meist helfen konnte. Er heilte mit der „Boasolbn" des Vaters, hätte aber auch Zähne gezogen, erzählt man sich.

Friedrich Fromm, der stets als lustig beschrieben wurde, heiratete am 23. Juni 1902 Rosina, geborene Schrott, eine Köchin aus Petzelsdorf bei Fehring und hatte fünf Kinder mit ihr. Da er einen Eingeweidebruch hatte, mußte er nicht zum Militär einrücken. Er verstarb am 10. August 1916, noch keine 46 Jahre alt. Auch von den Kindern überlebte nur der am 18. Juli 1911 geborene Franz Josef.

Das Interesse an der Medizin erlosch nie in dieser Familie. Einer der Söhne von Franz Josef wollte Medizin studieren, mußte aber schließlich aus familiären Gründen auf Jus umsteigen. Dessen Sohn Gerhard (Dr. Gerhard Fromm) aber studierte wirklich Medizin und ist nun vielbeschäftigter praktischer Arzt in Schwanberg. Der Ururenkel des alten Franz Fromm hat letztlich das wirklich erreicht, was seinen Vorfahren stets verwehrt geblieben war.

Kurz sei hier noch etwas über die Töchter des alten „Gutschibauern" berichtet. Die Schwestern Magdalena und Theresia traten den Barmherzigen Schwestern bei und widmeten sich dort der Krankenpflege. Schwester Agatha (Magdalena) starb früh an Tuberkulose, Schwester Alphonsa (Theresia) war lange Zeit im Odilien-Blindeninstitut, später, bis zu ihrem Tod, in der Landessiechenanstalt Ehrnau bei Mautern tätig. Sie nahm auch ihre Nichte Theresia, als diese in Graz im Waisenhaus war, unter ihre strengen Fittiche.

Die dritte Schwester, Maria, wurde Köchin. Sie kochte für Dr. Wladar in Frohnleiten und ermöglichte – wie schon erwähnt – ihrer Nichte Theresia später in die Ordination Dr. Wladars einzutreten, den sie in der Folge auch heiratete.

Josef Reinbacher und sein Söhne Johann, der berühmte „Höllerhansl", und Peter

Wie kaum ein anderer Vertreter aus der Zunft der Bauerndoktoren, der Naturheiler und „Urinschauer" erlangte ein Mitglied dieser Familie einen Ruf, der ihn weit über die Grenzen seiner Heimat hinaus bekanntmachte. Den „Höllerhansl", um den es sich hier handelt, kannte man im Orient genauso wie in Übersee. Ansichtskarten, die einst an ihn gerichtet worden waren und sich heute in Besitz der Nachkommen und von Sammlern befinden, geben davon ein beredtes Zeugnis.

Wenn man sich mit weststeirischen Bauerndoktoren beschäftigt, ist es unmöglich, über ihn und seine Familie nicht zu berichten. Das war auch mir nicht möglich, obwohl ich seinem Wirken und Leben bereits ein ganzes Buch (Der Höllerhansl. Leben und Wirken des Naturheilers Johann Reinbacher, Graz 1997, 2. Auflage 1999) gewidmet habe. Gerafft soll hier noch einmal über die Reinbacher-Famlie erzählt und vor allem jene Geschichten angeführt werden, die ich erst nach Erscheinen des Buches über den „Höllerhansl" erfahren habe.

Die Vorfahren des „Höllerhansls" in direkter Linie – der Name „Reinbacher" ist hier nämlich sehr häufig anzufinden – waren schon mehrere Generationen lang rund um den Rosenkogel beheimatet. Charakteristisch für diese Familie war das auffallend starke Streben sozial aufzusteigen und es zu gewissem Wohlstand zu bringen. Das gelang auch, wobei der offizielle oder inoffizielle Handel mit Wein eine gewisse Rolle gespielt haben mag.

Wie viele Vorfahren des späteren „Höllerhansl" sich schon mit dem Heilen beschäftigt haben, ist nicht eruierbar. Jedenfalls behauptete der „Höllerhansl" mehrmals, daß er in Besitz eines 300 Jahre alten Buches sei, welches sein Vorfahre Stephan von einem Manne erhalten habe, der dann den Franziskanern beigetreten wäre. Dieses Buch sei auch die Quelle seines Wissens. Dieser Stephan Reinbacher konnte aber in direkter Linie bis jetzt nicht gefunden werden.

Nachweisbar war dagegen, daß der Großvater des „Höllerhansl" im Besitz mehrerer Bücher gewesen war, die in seinem Nachlaß relativ hoch bewertet worden waren. Darunter könnte durchaus das eine oder andere Arznei- oder Kräuterbuch gewesen sein. Genau wissen wir es aber nicht.

Josef Reinbacher (1842–1903), der Vater des „Höllerhansl"

Josef Reinbacher war Bauer und beschäftigte sich nebenbei als „Viehdoktor", obwohl er im Geheimen auch die eine oder andere Arznei für den menschlichen Gebrauch erzeugt und weitergegeben hat, wie wir aus den Gendarmerieprotokollen wissen.

Josef Reinbacher wurde am 5. März 1842 in Dörfl (Nr. 39, später Nr. 44), oberhalb von Bad Gams gelegen, am Hofe vlg. Schneiderbauernhansl geboren. Er war der jüngste aus der Schar der fünf Kinder, und der jüngste übernahm auch den Hof. Von Josef Reinbacher weiß man auch, daß er das Schneiderhandwerk erlernt habe, wir wissen aber nichts über seine Lehrzeit und ob er je dieses Handwerk ausgeübt habe.

Angeblich sei er auch Knecht gewesen am Hofe des vlg. Herlbauern, der Bader im Gebiet von Hochstraßen bei Ligist gewesen sein soll, zusammen mit dem „Viehdoktor Bergerannerl" aus Kreßbach. Das behauptete jedenfalls Anton Harry aus Lasselsdorf, der Ehemann einer Enkelin des „Bergerannerl". Beim „Herlbauern" hätten beide „gelernt". Neben mehreren anderen Unwahrscheinlichkeiten ist auch kaum anzunehmen, daß gerade der Hoferbe bei einem anderen Bauern gearbeitet habe. Josef Reinbacher heiratete Theresia Posch, das genaue Datum der Hochzeit war bisher nicht feststellbar. 1863, nach dem Tod des Vaters erbte er den „Schneiderbauernhansl-Hof". 1865 kam Tochter Aloisia zur Welt, ein Jahr später, am 8. Dezember 1866, dann ein Sohn, den man Johann taufte, es war der später so bekannte „Höllerhansl". Nach drei weiteren Jahren, am 16. Februar 1869, erblickte Peter Reinbacher das Licht der Welt.

1870 kam es dann zur entscheidenden Übersiedlung nach Rainbach, welches auf der anderen Seite des Rosenkogels liegt. Das heutige Rachling, jener Ort, der immer als Heimat des „Höllerhansl" zitiert wird, wurde erstmals kurz vor der Jahrhundertwende als Teil von Rainbach erwähnt. Heute gehört beides zur Gemeinde Marhof.

In Rainbach kaufte man das Anwesen vlg. Höller (Rainbach Nr. 25). Dieser Hof war schon einmal im Besitz der Familie gewesen, kam aber dann kurz in fremde Hände. Der Vulgoname dieses Hofes wurde nun namensgebend für die ganze Familie, die man jetzt „Höller", „Höllerer", „Höller-Bauer" oder auch „Rachling-Höller" nannte. So kam auch der spätere „Höllerhansl" zu seinem Namen.

In der Zwischenzeit hatte man den Hof in Dörfl verkauft und am „Höller-Hof" kam nun 1873 als viertes Kind die Nachzüglerin Maria zur Welt. Josef Reinbacher widmete sich nun der Bewirtschaftung des neuen Hofes, leider aber nicht ausschließlich. Durch dunkle Geschäfte versuchte er, eine finanzielle Besserstellung zu erlangen, kam dadurch aber des öfteren mit dem Gesetz in Konflikt. Eine dieser Tätigkeiten war das, was das Gesetz „eine Übertretung gegen die bürgerliche Sicherheit" nannte, nämlich die Kurpfuscherei.

Erstmals wurde er deswegen bereits 1872 zu acht Tagen Arrest verurteilt. Doch Josef Reinbacher blieb weiterhin unbelehrbar und verbüßte bis zu seinem Tode eine ganze Reihe von Arreststrafen wegen dieses Delikts, die von Mal zu Mal strenger ausfielen, da er als unverbesserlicher Wiederholungstäter galt. Noch im Jahre 1902 mußte er eine sechswöchige Kerkerstrafe, verschärft mit zwei harten Lagern pro Woche antreten, obwohl ihn damals sein Sohn Johann schon als sehr gebrechlich schilderte.

Aus den verschiedenen Anzeigen und Gendarmerieerhebungen war zu entnehmen, daß Josef Reinbacher nicht nur Veterinärarzneien, sondern auch Medikamente für den humanen Gebrauch erzeugt habe, wobei die Vielfalt an Arzneiformen erstaunlich ist. In einer Art Familienunternehmen erzeugte man Vieharzneien (Sohn Johann), Pflaster und Salben (Tochter Aloisia) und Pulver (Tochter Maria). Diese Formenvielfalt an Arzneien läßt den Schluß zu, daß man sich eines alten Arzneibuches bedient habe. Die „Patienten" kamen damals bereits großteils von auswärts.

Ein anderes Geschäft, das ihm zwar Geld, aber auch viele Unannehmlichkeiten einbrachte, war das Ausschenken von alkoholischen Getränken. Vorerst suchte er um das Ausschenken von Most am Hofe an, was ihm auch gestattet wurde. Dadurch ermutigt, strebte er eine Gast- und Schankgewerbekonzession an, die aber von der Behörde nach genauen Erhebungen hauptsächlich aus zwei Gründen abgelehnt wurde. Erstens würde man dadurch der Kurpfuscherei Vorschub leisten, da man die Gäste nicht ständig überwachen könne. Zweitens wäre der Lebenswandel des Josef Reinbacher nicht einwandfrei, er wäre oft selbst recht betrunken!

So schenkte Josef Reinbacher eben heimlich am Hofe aus, und es kam auch zu Tanzunterhaltungen, betrunkene Gäste aber verursachten immer wieder nächtliche Ruhestörungen und bedrohten sogar einen Nachbarn. Wieder kam es zu Anzeigen.

So war der Lebensabend des Josef Reinbacher geprägt von Schwierigkeiten mit der Obrigkeit. Nachdem er eine letzte sechsmonatige Arreststrafe angetreten hatte, verstarb der 10mal wegen Kurpfuscherei Angezeigte ein halbes Jahr nach seiner Entlassung aus dem Arrest am 23. Juli 1903.

Johann Reinbacher (1865–1935), der „Höllerhansl"

Am Tage Maria Empfängnis (8. Dezember) des Jahres 1865 wurde das wohl bekannteste Mitglied der Familie Reinbacher in Dörfl am „Schneiderbauernhansl-Hof" geboren. Wie wir bereits wissen, blieb die Familie nur noch bis 1870 in Dörfl, dann zog man nach Rainbach auf den „Höller-Hof". Aus der Kindheit des Hansl wissen wir kaum etwas. Als er schon zum Viehhüten herangezogen werden konnte, soll er dabei zum Zeitvertreib gerne gelesen haben, und zwar einerseits in einem alten Arzneibuch, andererseits in religiösen Erbauungsbüchern. Das läßt auch den Schluß zu, daß er in Rainbach die Grundschule besucht haben muß.

Wie schon der Vater, erlernte auch der Sohn das Schneiderhandwerk. Aber auch bei ihm wissen wir nicht, bei wem er in die Lehre gegangen war und ob er dieses Handwerk je ausgeübt hat, jedenfalls mußte das in der Zeit zwischen 1880 und 1890 geschehen sein.

Wie wir in der Folge noch sehen werden, war Johann Reinbacher zeitlebens zwischen zwei Neigungen hin- und hergerissen. Die eine Neigung, für ihn scheinbar unerfüllbar, war, sich mit medizinischen Problemen kranker Mitmenschen zu beschäftigen.

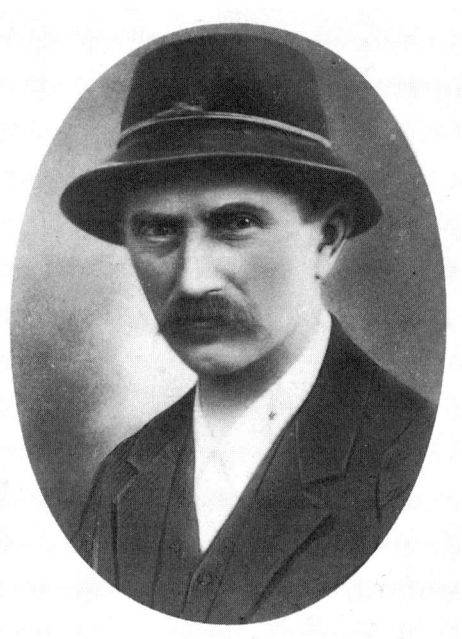

Der Naturheiler „Höllerhansl" als Postkartenmotiv, 1921.

Die andere war eine starke Hinwendung zur katholischen Kirche und zu allem Religiösen. Dieser Weg war ihm nicht versperrt, und den wollte er nun gehen.

So trat er im letzten Viertel des Jahres 1890 in Graz in den Karmeliterorden ein, der in der Grabenstraße Nr. 86 (heute Nr. 144) sein Kloster hatte. Am 15. Dezember vertauschte er sein weltliches Kleid gegen ein Ordenskleid und erhielt den Ordensnamen Frater Macarius ab immaculata Conceptione (von der Unbefleckten Empfängnis). Bei diesem Ordenseintritt gab er als seinen und seines Vaters Beruf „Schneider" (sartor) an.

Hier im Kloster wurde er als Pförtner eingesetzt. Wahrscheinlich dürfte ihm nicht nur das, sondern auch das Ordensleben an sich nicht gefallen haben. Bereits am 23. Februar 1891, also bereits nach zwei Monaten, trat er aus dem Orden aus und zog, einer polizeilichen Aufzeichnung zufolge, von Graz nach St. Stefan ob Stainz. Letzterer neuer Wohnort dürfte nicht richtig gewesen sein, es wird ihn wohl heim auf den „Höller-Hof" nach Rachling gezogen haben. Nach der Volkszählung von 1890 existierte nun bereits der zu Rainbach gehörige Weiler Rachling, so daß wir künftig diese Ortsbezeichnung verwenden können. Es liegen keinerlei Berichte vor, was Johann Reinbacher nun in Rachling getrieben hat. Am Hofe lebend wird er sich wohl auch mit Bauernarbeit beschäftigt haben. Wie man aber sein ganzes Leben lang verfolgen kann, hatte er nie eine besondere Liebe dafür empfunden! So ist es auch verständlich, daß er sich alsbald einer anderen Beschäftigung zuwandte, nämlich dem Bau einer Kapelle in Rachling.

Diese Kapelle wurde auf „Höllergrund" errichtet. Wie Johann Reinbacher das Geld dafür aufbrachte, darüber gibt es mehrere Geschichten, jedenfalls dürfte ihn auch der Vater kräftig unterstützt haben. Vor dem eigentlichen Kapellenbau errichtete er jedoch eine Grotte nach dem Vorbild von Lourdes. Die Marienerscheinungen dort lagen ja gar nicht lange zurück (1858) und bewegten damals viele Katholiken tief.

Nachdem die Grotte errichtet worden war, ließ er dort die Figuren der Muttergottes und der Bernadette Soubirous aufstellen sowie zwei weitere Sandsteinfiguren zu beiden Seiten der Grotte. Er ließ auf der Rückseite der Grotte eine Quelle fassen, der man später heilbringende, ja sogar wundertätige Wirkung zusprach. Als der „Höllerhansl" schon

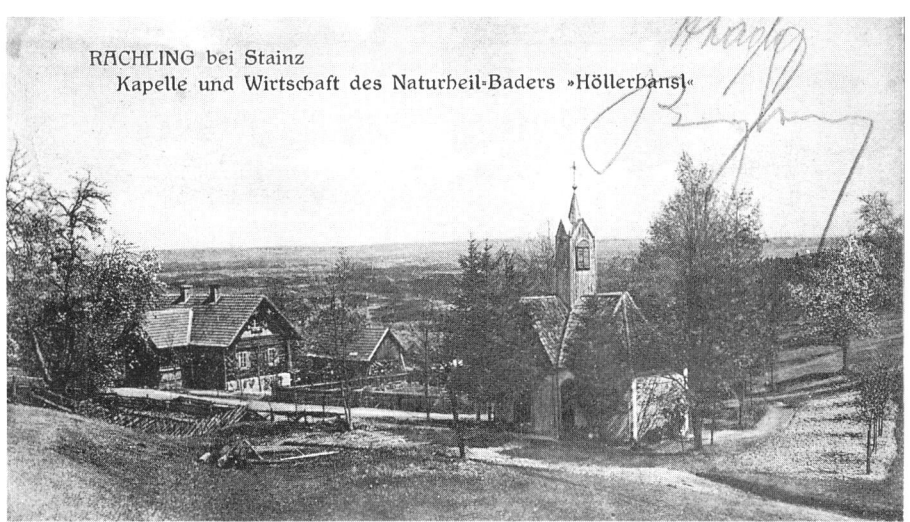

Der Text auf dieser 1925 nach Wien geschickten Karte lautet: „Höllerhansl braut hier seinen berühmten Tee, besser ist aber der Schilcher. Heil!" Interessant ist vor allem die hier erstmals wiedergegebene Hinteransicht der Kapelle, vgl. S. 61.

berühmt war, förderte er das noch und schickte seine „Patienten" immer wieder zu dieser Quelle hin, wohl mit dem Hintergedanken, daß sie dabei auch die Kapelle besuchen und dort spenden würden.

Dann erst begann er mit dem Kapellenbau. Das kleine Heiligtum dürfte um 1892, möglicherweise aber auch erst vier Jahre später, fertig gewesen sein. Wie es ausgesehen hat, kann man den vielen Ansichtskarten entnehmen, die in den 20er Jahren in großen Mengen von Rachling aus in alle Welt verschickt worden waren. Geweiht wurde diese Kapelle zu Ehren Maria Lourdes, über den Neubau wird später noch berichtet werden.

Wie schon der Vater, reichte auch er bei der Bezirkshauptmannschaft Deutschlandsberg um eine Gasthauskonzession am „Höller-Hof" ein. Auch diesmal lehnte die Behörde ab, wobei vor allem die kurpfuscherischen Tätigkeiten des Vaters als Hauptablehnungsgrund dienten. Gegen diesen Bescheid half auch ein Einspruch nicht. Dem zum Trotz dürfte auch er nun das eine oder andere Mal geheim ausgeschenkt haben, wie diverse Hinweise im Protokollbuch der Bezirkshauptmannschaft es anzudeuten scheinen.

Aber Johann Reinbacher gab nicht auf, auch auf einem anderen Weg als durch Bauernarbeit zu Geld zu kommen. 1905 suchte er um einen Gewerbeschein zur Ausübung des Gemischtwarenhandels in Rachling im alten „Höller-Hof" an. Einige Tage darauf erweiterte er sein Ansuchen noch und bat um die Erlaubnis, „auch Gebete, Gebetsbücher, Ansichtskarten und Heiligenbilder" verschleißen zu dürfen. Letzteres begründete er damit, daß sich in Rachling eine „Wallfahrtskapelle" befände. Diesmal dauerte es nicht lange und die Behörde genehmigte – inklusive der Erweiterung – das Ansuchen.

Am 9. Mai 1911 tat nun Johann Reinbacher einen für ihn sehr wichtigen Schritt. Schon in der Mitte der 40 stehend, ehelichte er nun die Witwe Cäzilia Bruchmann, geborene Groß. Die „Cilli", wie sie alsbald rundum genannt wurde, war ihm zeitlebens eine wunderbare und verständnisvolle Ehefrau. Heute würde man sie als jene Frau bezeichnen, die hinter jedem erfolgreichen Manne stehen muß. Als der „Höllerhansl" schon ein weit und breit bekannter Naturheiler war, betätigte sie sich als vortreffliche „Managerin" in allen seinen Angelegenheiten, betrieb erfolgreich Werbung für ihn und brachte Ordnung in das Haus und in den Strom der Besucher, die damals zu Hunderten kamen.

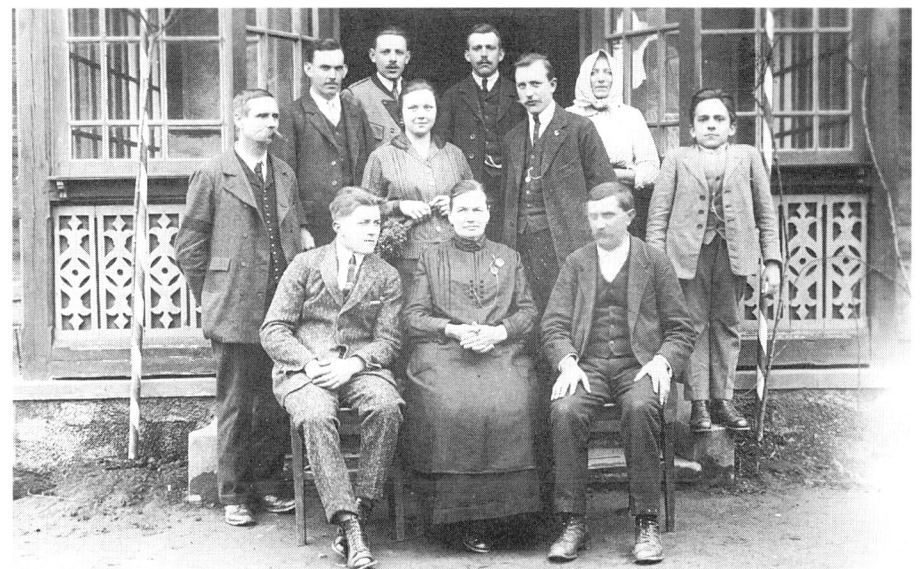

Johann und Cilli Reinbacher samt Familie und Hauspersonal: Ganz vorne rechts sitzend das Ehepaar, dahinter Alois Bruchmann mit Gattin (2. Reihe, zweiter und dritter von rechts) sowie der Sekretär Ferdinand Nebel (ganz rechts). In der dritten Reihe ganz links Franz Rath.

Schon länger dürfte sich Johann Reinbacher mit dem Gedanken getragen haben, sich ein eigenes Haus zu bauen. Zur Zeit seiner Hochzeit dürfte dieses nun bezugsfertig geworden sein, denn er meldet zu Jahresbeginn 1912 der Behörde das Haus Nr. 57 als neue Betriebsstätte für seine Greißlerei. Es steht heute noch gegenüber dem Gasthof, der seinen Namen trägt, und wird von allen Rachlingbesuchern gebührend bestaunt und fotografiert.

Cilli Reinbacher suchte nun ihrerseits um eine Gasthauskonzession an, der auch nach einiger Zeit von der Behörde stattgegeben wurde. Im neuen Haus bewirtete man nun Gäste und betrieb dort nebenbei auch die Greißlerei und den Tabakverschleiß.

Als der Erste Weltkrieg ausbrach, mußte auch der bereits 49 Jahre zählende Johann Reinbacher einrücken. Dem Infanterieregiment Nr. 47 nach Marburg zugeteilt, kam er letztlich zum Sappeur-Bataillon Nr. 2, zu den Pionieren also, und zog mit diesen an den italienischen Kriegsschauplatz. Wohl wegen seines geschickten Umgangs mit Pferden wurde er in seiner Einheit als Kutscher eingesetzt. 1917 mit dem Eisernen

Verdienstkreuz ausgezeichnet, wurde er im Juli dieses Jahres auf unbestimmte Zeit beurlaubt.

Nach seiner Heimkehr und dem Ende des Ersten Weltkrieges begann nun die steile Karriere des Naturheilers „Höllerhansl", wie er bald überall genannt wurde. Er war damals schon über 50 Jahre alt, als sich sein Ruf zu verbreiten begann. Der Ruhm währte nur ungefähr zehn Jahre, doch das genügte, um ihn bis in den Orient und sogar bis nach Übersee bekannt zu machen.

Am Beginn standen aber Prozesse. Auch den Ärzten in Stainz und Umgebung war sein Wirken nicht verborgen geblieben. Man zeigte ihn an, und es kam 1920 in Stainz zu einer Gerichtsverhandlung. Leider sind weder von dieser noch vom Grazer Prozeß die Akten erhalten geblieben. Das Gericht in Stainz verurteilte den „Höllerhansl" und berechnete die Strafe mit 500 Kronen. Und ehe ein Jahr vergangen war, stand er schon wieder vor dem Richter. Diesmal hatte sich das Gericht in Stainz für befangen erklärt und so wurde der Prozeß ins Bezirksgericht Graz in der Paulustorgasse verlegt.

Bei diesem Prozeß gingen die Emotionen hoch. Dabei spielten die ständigen Auseinandersetzungen der Parteien zu Beginn der 20er Jahre in Österreich, also der Kampf zwischen „Christlich-Sozialen" und „Sozialdemokraten", eine nicht unbeträchtliche Rolle. Dieser Kampf wurde im Falle des „Höllerhansl" vor allem über die Tagesmedien ausgetragen. Zwei Tage vor Prozeßbeginn erschien in der „Tagespost" (3. Juli 1921, Morgenblatt) der Aufruf eines Privaten, „alle jene Personen, welche vom Stainzer Bauerndoktor (Höller Hans) von ihren Leiden geheilt oder gebessert wurden, werden ersucht, zu der am 5. Juli stattfindenden Gerichtsverhandlung ... als Zeugen zu erscheinen".

Am Prozeßtag versammelten sich zahlreiche Personen, darunter sicher auch viele Neugierige, im Hofe des Gerichts. Es soll weniger eine geduldig ausharrende als eher eine erregte, heftig diskutierende Menschenmenge gewesen sein, die da auf den Angeklagten wartete. Besonders gehässig beschrieb der „Arbeiterwille", das Kampfblatt der Sozialdemokraten, den Prozeß. Der „Arbeiterwille" schilderte auch gleich recht anschaulich seinen Lesern die wartende Menschenmenge: „Die Physiognomien der Leutchen ließen auf eine christlich-soziale Wählerversammlung schließen. Agrarierschädel, abergläubische Kleinbürgerinnen, hysterische Jungfrauen und Jünglinge und fanatische Kerzenweiblein gaben dem Aufmarsch ein Gepräge von muffigem Klerikalismus und einer grotesken Komik, an der man die Folgen künstlich gezüchteten Aberglaubens studieren konnte."

Als dann der Angeklagte das Gericht betreten wollte, wurde er von der Menschenmenge im Hof mit Hoch- und Heilrufen, mit Hut- und Tücherschwenken begrüßt. Vor dem Gerichtstor mußte nun die Wache verstärkt werden, da eine große Zahl von „Höllerhansl"-Anhängern in den Gerichtssaal hinein wollte.

Im Gerichtssaal kam es dann zur Anklageverlesung und der Richter befragte eingehend den „Höllerhansl". Dieser verteidigte sich, daß er, wie es ja in der Bibel stehe, den Mitmenschen helfen müsse. Nicht zu helfen sei eine schwere Sünde! Sein Wissen habe er aus einem 300 Jahre alten Buch, welches ein Vorfahre geschenkt erhalten hatte. Die Diagnose stelle er ausschließlich aus dem Urin, zu ihm kämen auch Ärzte und Professoren aus Graz, um ihn bei der Arbeit zu beobachten. Irrtümer bei der Diagnosestellung wären bei ihm ausgeschlossen. Er behandle ferner nur mit Tees und bekomme dafür Spenden. Dafür habe er auch im Vorjahr 37.000 Kronen an Steuern bezahlt. Es kamen dann noch einige Anklagepunkte dazu, die von ihm alle mehr oder weniger entkräftet werden konnten.

Das Gericht verurteilte ihn zu einer Geldstrafe von 10.000 Kronen, ein an und für sich lächerlicher Betrag bei den täglichen Einnahmen des „Höllerhansl". Trotzdem legte sein Verteidiger Berufung ein. Als der „Höllerhansl" den Saal verließ, wurde er von seinen Anhängern mit tosendem Applaus begrüßt. Man hob ihn auf die Schultern, hängte ihm einen Blumenkranz um und los ging der Triumphzug durch die Straßen der Stadt!

Mit diesem Prozeß hatte man dem „Höllerhansl" endgültig das Handwerk legen wollen. Das Gegenteil trat aber ein, er wurde dadurch nur noch bekannter! Ungefähr acht Jahre lang ging es steil bergauf mit dem „Höllerhansl". Man schätzte, daß in dieser Zeit täglich oft bis zu 500 Personen in Rachling mehr oder weniger geduldig vor seiner Kellertür warteten, bis sie drankamen. Um die lästigen Streitereien unter den Wartenden möglichst gering zu halten, wurden sogar Zählkarten ausgegeben!

Wie kamen sie nun alle nach Stainz? Meist mit dem Zug. Man nahm, wollte man die Reise an einem Tag bewältigen, den 6-Uhr-Zug der

„Graz-Köflacher Eisenbahn", der von Graz über Premstätten bis Lieboch fuhr. Dort zweigte der Schienenstrang der Rachlingreisenden Richtung Wies ab. Diese fuhren nun über Lannach, Oisnitz bis Preding-Wieselsdorf. Dort mußten alle, die nach Stainz bzw. Rachling wollten, in eine lokale Schmalspurbahn umsteigen.

Da sie alle mindestens ein Flascherl mit Urin mit bei sich hatten, taufte man den Zug alsbald den „Flascherlzug". Bei der Rückfahrt war es ähnlich, nur enthielt das Flascherl nun meist einen „Tee", so daß der Retourzug spöttisch gerne „Tee-Zug" hieß. Das wohl in Anlehnung an die Eisenbahnerbezeichnung für einen Schnellzug („D-Zug").

Manche hatten aber einen ganzen Rucksack oder Koffer voll von Flascherln mit. Das waren oft Eisenbahner, die als Regiefahrer nur sehr wenig auf der Bahn bezahlten und richtige Flascherlsammelstellen eingerichtet hatten, wo man – wollte oder konnte man nicht selbst nach Stainz fahren – einfach gegen eine Gebühr sein Flascherl hinbrachte. Tags darauf konnte man die „Höllerhansl'sche Medizin" wieder an der Sammelstelle abholen.

Das Gros der „Rachlingfahrer" stellten natürlich jene, die sich von ihm wirklich eine Heilung von ihren Leiden erwarteten. Aber es gab auch Leute darunter, die an den Künsten des „Höllerhansl" zweifelten und den Vielgepriesenen mit eigenen Augen bei seiner Arbeit sehen wollten. Andere nützten einen freien Tag zu einem Ausflug und verbanden das mit einem „Höllerhansl-Schaun".

Die Fahrt nach Stainz dauerte etwa 2 Stunden. Dann hieß es für alle aussteigen. Am Bahnhof gab es für Begütertere – und Flinke – eine Fahrgelegenheit. Alteingesessene Fuhrwerkunternehmen und findige Bauern stellten Fahrzeuge zur Verfügung. Neben Kutschen und Landauern gab es auch schon einen Bus, von Bauern sollen sogar „Blochwägen" eingesetzt worden sein. Die Fahrt ging das Sauerbrunntal hinein bis Marhof. Dort mußte man aussteigen und den stellenweise steilen Hohlweg hinauf nach Rachling zu Fuß gehen.

Man hetzte hinauf nach Rachling, denn jeder wollte möglichst weit vorne in der Schlange stehen, um am selben Tag noch „dranzukommen". Dieser Hetzjagd waren manche nicht gewachsen, es wird sogar immer wieder von Todesfällen infolge dieser Anstrengung berichtet. Den Weg hinauf konnte man ja nicht verfehlen, denn er war links und rechts gesäumt von weggeworfenen oder zerschlagenen Flaschen.

In späteren Jahren, als der „Höllerhansl" schon recht begütert war, hat man ihn immer wieder gefragt, warum er denn keine ordentliche Straße hinauf bauen lasse. Da sei er fast böse geworden und hätte gesagt: „I brauch ka Stroßn, do zohl i kann Groschn; wonn i a Stroßn bau, do fohrt a jeda auffa; oba wenn i kane hob, muaß a auffa gehn! Und ban gehn wird a miad und mott, do schaßt a und scheißt a!"

Für Stainz und seine unmittelbare Umgebung waren die wirtschaftlichen Aspekte gewaltig. Die Menschenmassen kehrten entlang des Weges in jedes Gasthaus und auch bei den Bauern ein und haben dort gegessen und getrunken. Viele Gäste, die nicht mehr beim „Höllerhansl" drangekommen waren, waren für eine Schlafgelegenheit dankbar. Wenn die Betten nicht mehr ausreichten, schüttete man auf den Böden der Stuben, der Säle und auch auf solchen von Wirtschaftsgebäuden einfach Stroh auf, und es gab Massenquartiere für alle.

In Rachling konnte niemand das Haus des „Höllerhansl" verfehlen, der vom Tale heraufführende Weg ging ja direkt daran vorbei. Schritt man auf diesem weiter, vorbei am großen Reinbacher'schen Gemüsegarten, kam man zur Kapelle und konnte auch gleich die ihr schräg gegen-

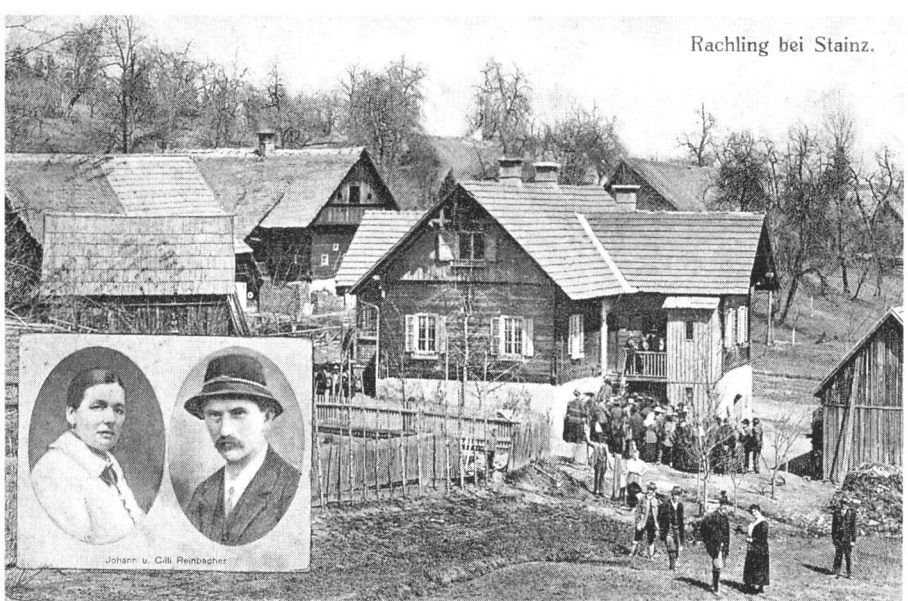

Eines der vielen Rachlingmotive: Rechts die berühmte „Kellerluckn" mit den sich anstellenden „Rachlingpilgern", 1921.

überliegende Lourdesgrotte mit der Quelle besuchen. Dem Reinbacher´schen Wohnhaus gegenüber befand sich das von Franz Ganster im Jahre 1921 übernommene Gasthaus „Zum Kirchenwirt".
„Höllerhansls" neues Wohnhaus, um 1912 errichtet, lag parallel zum Berghang und war vom Dorfweg aus gesehen ebenerdig. Es hatte wegseitig einen Vorbau, in dem die Greißlerei untergebracht war. Durch seine Hanglage war das Wohnhaus, von seiner Rückseite aus gesehen, stockhoch. Auch hier gab es einen Zubau. In einer Ecke, die von Haupthaus und Zubau gebildet wurde, lag nun jener berühmte Keller, in dem der „Höllerhansl" „ordinierte".
Vor der Kellertüre standen nun alle, die zum „Höllerhansl" wollten, und es bildete sich alsbald eine lange Menschenschlange von oft mehreren hundert Leuten. Der „Höllerhansl" arbeitete anfangs unermüdlich von 6 Uhr früh bis 7 Uhr abends. Sein Tag jedoch begann noch früher mit Gebeten, die er entweder in seiner Kapelle verrichtete oder er ging betend den Hang daneben hinauf bis zum Kreuz am Waldrand. Wenn das Beten einmal aus irgendeinem Grunde nicht möglich war, konnte er sehr unleidlich werden.
Auch mittags ging er hinüber in die Kapelle und betete laut den „Engel des Herrn". Dabei mitzubeten forderte er immer wieder Patienten auf und konnte im Weigerungsfall recht böse werden. Zu einem geregelten Mittagessen kam er selten, und legte so wahrscheinlich den Grundstein zu einer späteren Krankheit.
Im Keller stand ein langer Tisch und zu seinen beiden Seiten Bänke. Dort nahmen die „Patienten" Platz, und es reichte einer nach dem anderen dem „Höllerhansl" sein „Flascherl". Der „Höllerhansl" saß am oberen Ende des Tisches, schüttelte das Fläschchen mit dem Harn und stellte dann seine Diagnose. Eine „Sekretärin", heute würde man sie als „Ordinationshilfe" bezeichnen, notierte diese und die von ihm gegen die Beschwerden empfohlene Medizin.
Als junger Medizinstudent fuhr zu Anfang der 30er Jahre der später in Graz tätige, sehr bekannte Internist Dozent Dr. Alfred Tillich auch einmal zum „Höllerhansl" nach Rachling. Nachdem er ihm eine Zeitlang zugesehen hatte, fragte er ihn wißbegierig, wonach dieser so seine Diagnosen stelle. Da habe der „Höllerhansl" zu ihm gesagt, wenn da einer zu ihm komme, schaue er sich die Person mit zusammengekniffenen Augen genau an und sehe an der Stelle, wo bei dem die Krankheit sitze,

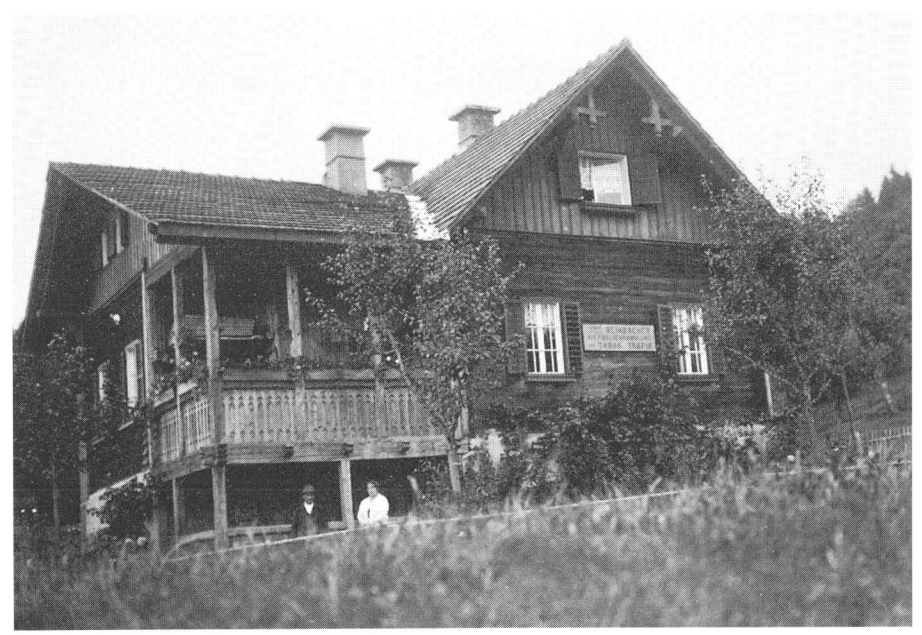

Der erste Blick auf das Haus des „Höllerhansl", wenn man vom Sauerbrunntal heraufkam. Deutlich erkennbar ein Schild mit der Inschrift: REINBACHER • VIKTUALIENHANDLUNG • TABAK TRAFIK

einen imaginären, dunklen Fleck. Ob er sich mit dieser Erklärung einen lästigen Medizinstudenten vom Halse schaffen wollte?
Es waren relativ wenige Krankheiten, die der „Höllerhansl" diagnostizierte, so: „Lünglkatarrh mit Windfiaba", „Gallschleim im Magen mit schlechtem Geblüat", „schlecht's Geblüat", „gspitztn Lünglkatarrh", „Windkrampffiaba", „sauren Schleim im Mag'n" und ähnliches. Unterschiedliche Kombinationen der einzelnen „Höllerhansl'schen" Symptome waren durchaus üblich. Einige Symptome finden sich sogar wieder in der 4. Strophe des berühmten „Höllerhansl-Liedes", welches Friedrich Moser 1922 anläßlich eines Namenstages für ihn gedichtet und komponiert hatte. Es ist jene Strophe, wo eine „alte Jungfrau" mit ihrem „Wasser" zum „Höllerhansl" kommt. Seine Diagnose:

„Du host Windkrompffiaba und an Goll'nfluß,
Host dö Gicht und 's Reiß'n und an Hex'nschuß,
Host dos G'sicht voll Warz'n und konnst neama farz'n,
Gehst on Mo'gnschleim a bold am Leim."

Manche brachten ihr Urinfläschen gar nicht persönlich zu ihm, sie schickten es einfach mit der Post! Dafür sei eine Farbpostkarte angeführt, die am 2. August 1927 im damals schon italienischen Gorizia – vormals Görz – aufgegeben worden war. Adressiert an:

Wohlgeboren Frau Cilli Reinbacher (Höllerhans) in Rachling bei Stainz (Austria) Deutsch Österreich.
Geehrte Frau Reinbacher! Ihre liebe Karte dankend erhalten. Samstag den 23. Juli habe ich bereits den Urin an Sie abgeschickt als Muster ohne Wert rekomandiert – was damit geschehen sein mag? Es ist so schwer mit dem schicken ins Ausland. Ich werde noch einmal probieren. Ich habe auch wirklich die Absicht wenn mir nicht besser wird im Oktober vielleicht zu Ihnen hinauf zu kommen, und womöglich in Ihrer Nähe wohnen. So könnte mich Ihr Mann gründlich behandeln. Ich werde noch einmal probieren Urin abzusenden. Dañ bitte mir wenn Sie den Urin erhalten haben ausführlich zu schreiben was Ihr Mann von meiner merkwürdigen Krankheit haltet. Achtungsvolle Grüsse
    Frau Dr. Herborn Gorizia via Coromini 5. Park

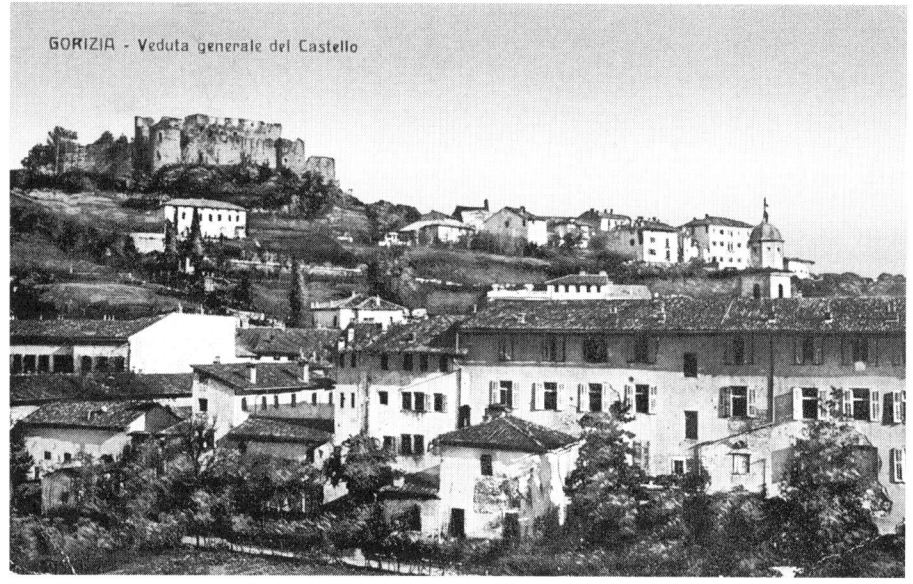

Eine Karte aus Görz, damals bereits als Gorizia zum Königreich Italien gehörend.

Natürlich versuchte man immer wieder den „Höllerhansl" mit falschem Harn, meist stammte er von einem Tier, hinters Licht zu führen. Der Überbringer gab ihn meist als den seinen oder als den seiner Ehefrau aus. Stets habe aber der „Höllerhansl" das erkannt und oft recht witzig, manchmal auch recht derb, geantwortet. Darüber gibt es eine ganze Reihe von Geschichten (vgl. dazu: Der Höllerhansl, S. 154f.).
Es blieb einmal mehr der Zeitung „Arbeiterwille" vorbehalten, ihrem Leserkreis Gegenteiliges zu berichten. Unter dem Titel: „Die Entlarvung des Schwindeldoktors von Stainz" berichtete der Lokomotivheizer Karl Rosenberger, wohnhaft in Graz, Bahnhofgürtel Nr. 18, er habe sich am 7. Mai 1921 mit einem „Urinflascherl" nach Rachling begeben. Der „Urin" war aber von ihm gefälscht worden, er habe ihn aus Most, einer Messerspitze Suppenpulver („Dotteron") und einem Tropfen Suppe zusammengemischt. In Rachling habe er sich unter die Wartenden gemischt, gab dann vor dem „Höllerhansl" den „Urin" als den seiner Mutter aus und schilderte deren Leiden. Er habe auch dafür eine Medizin bekommen. Anschließend habe er den Wartenden die Täuschung erzählt und vor ihren staunenden Augen den angeblichen „Urin" der Mutter ausgetrunken! Dann sei ihm die Situation langsam

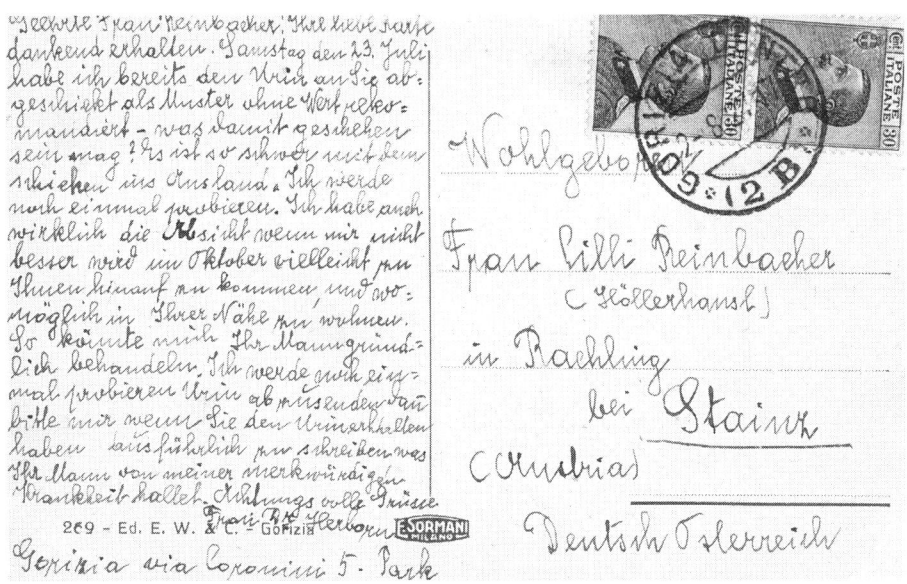

Rückseite der Karte von Frau Dr. Herborn aus Görz (Gorizia) (vgl. S. 50).

bedrohlich vorgekommen und so sei er nach Hause gefahren. (Arbeiterwille, 13. Juli 1921)

Wenden wir uns den Medizinen zu. Die Standardmedizin, meist mit „Tee" bezeichnet, wurde den ganzen Tag laufend in zwei Kesseln gekocht. Diese Kessel waren jenen ähnlich, in denen die Bauern normalerweise ihr Saufutter zubereiteten. Wurde nun viel „Tee" gebraucht, wurde dieser, sobald er fertig war, abgeseiht und in einen Holzbottich umgeleert. Wurde nun eine „Medizin" gebraucht, wurde aus den Kesseln bzw. aus dem Bottich „Tee" in Flaschen abgefüllt. Entsprechend dem speziellen Leiden der Patienten kamen dann noch verschiedene „Geister" – alkoholische Auszüge oder Destillate aus den unterschiedlichsten pflanzlichen Drogen – dazu. So war es auch erklärlich, daß die „Patienten" die „Medizinen" des „Höllerhansl" unterschiedlich beschrieben, manchmal als „hantig", manchmal als süß.

Neben den Kräutern, die ihm anfangs von eigenen Sammlerinnen, so z. B. auch von der berühmten „Almliesl" gebracht wurden, kam unbedingt „Bittersalz" (Magnesiumsulfat), ein starkes Abführmittel, in den „Tee". Das habe Josef Oswald, so erzählte es sein Sohn Max, gleich „fuhrenweise" nach Rachling hinauftransportiert. Max Oswald wußte zudem noch eine Anekdote zu erzählen: Als sein Vater einmal so eine Fuhre beim „Höllerhansl" ablieferte, reizte es ihn, den „Tee" selbst einmal auszuprobieren. Er bat also den „Höllerhansl" um einen solchen. „Freili" meinte dieser und griff bereitwillig nach einer vollen Urinflasche, leerte sie vor seinen Augen aus und schöpfte anschließend „Tee" hinein. Josef Oswald drehte es den Magen um. Er bedankte sich zwar, warf aber die Flasche anschließend weg und hat nie wieder um einen „Tee" gebeten!

Als schließlich sowohl die Anzahl der Patienten als auch der Bekanntheitsgrad des „Höllerhansl" ein unglaublich großes Ausmaß angenommen hatten, wurde auch die Methode geändert. Es gab zwar immer noch den „Tee" für die große Zahl der persönlich Erschienenen, doch nebenbei wurde vieles schon per Post erledigt. Eigene Rezeptformulare („Diagnose-Zettel") ließ man drucken und eine ganze Reihe von Personen, allen voran die Gattin Cilli, beschäftigten sich mit dem Versand. Man arbeitete vor allem mit der Drogerie in Stainz zusammen. Auf diesen Formularen stand eine Diagnose und es wurden neben echten Teemischungen, welche die Drogerie zusammenstellte und versandte,

auch Diätvorschriften und alte volksmedizinische Praktiken empfohlen.
Ein Beispiel für so ein Rezeptformular sei hier angeführt, welches mir von Christine Polland freundlicherweise überlassen worden war. Es stammte von ihrer Mutter, die in Kaindorf zu Hause gewesen war.

Rachling, am ....192...

Euer Wohlgeboren! *Josefa Lebenbauer*
Sie leiden an *Nierngängeverstopfung* ....
Gallensäure in Blut ....
....

Nehmen Sie diesen Tee, mischen Sie ihn zusammen und kochen Sie in einem halben Liter Wasser........2......Löffel davon ein.
Alle ....3......Stunden ......*1*........ Löffel davon einnehmen. Kein Kartoffeln und nichts Saures essen!
Von den Körnern (morgens durchgestrichen!) und abends eine Stunde vor dem Essen ein 1/2 Kaffeelöfferl voll mit Wasser schlucken, nicht kauen.
....
....

Achtungsvoll
Reinbacher

Diese Verschreibung war relativ kurz. Es gab aber auch wesentlich längere und ausführlicher abgefaßte. Daneben dienten auch die Ansichtskarten, die mit Rachlinger Motiven versehen in großen Mengen gedruckt worden waren, zum Vermerken von Rezepturen. Auch dafür ein Beispiel. Dieses zeigte zudem, daß die „Firma Höllerhansl" sich nicht nur den „internen Problemen ihrer Patienten" annahm. Mit Bleistift war auf der Rückseite der Karte vermerkt worden: Kamilenkrat (Kamillenkraut), Kimmkrat (Kümmelkraut), Gekrausteminze (Krauseminze), braune Minze, Kranawetbern (Wacholderbeeren); ales kohen (kochen) u. Mehl (?) u. dik (dick) auf streihen (aufstreichen). Muttermalihre (für ihr Muttermal).
Über Erfolge und Mißerfolge des „Höllerhansl" habe ich in meinem Buch auf mehreren Seiten berichtet. Daher sei hier nur eine einzige

9635

Rachling, am .... 192....

Euer Wohlgeboren! *[handschriftlich]*

Sie leiden an *[handschriftlich]*

Nehmen Sie diesen Tee, mischen Sie ihn zusammen und kochen Sie in einem halben Liter Wasser 2 Löffel davon ein.

Alle 3 Stunden 1 Löffel davon einnehmen. Keine Kartoffeln und nichts Saures essen!

Von den Körnern ~~morgens~~ und abends eine Stunde vor dem Essen ein Kaffeelöfferl voll mit Wasser schlucken, nicht kauen.

Achtungsvoll

[Unterschrift]

Buchdruckerei Judenburg. 97 1

Rezeptformular für die Mutter von Frau Christine Polland (vgl. S. 53).

Auf der Rückseite war der „Tee" aufgeschrieben: Schafgarbe, Zinnkraut, Benediktuskraut, Bärentrauben, Wacholderbeeren (vgl. S. 53).

Geschichte wiedergegeben, die mir damals noch nicht bekannt war. Sie stammte von einer Grazer Buchhändlerin: Ihre Großeltern wären auch einmal zum „Höllerhansl" gegangen und hätten ihm die mitgebrachten Flascherln mit Harn gezeigt. Dem Urin nach sagte er dem Großvater einen baldigen Tod voraus, weswegen die Großmutter sehr geweint habe. Die Flascherln waren aber unabsichtlich vertauscht worden. Die Großmutter starb bald darauf, der noch immer lebende Großvater ist bereits 99 Jahre alt!

Der große Erfolg des „Höllerhansl" lag sicher darin begründet, daß er alles stets mit großer Überzeugungskraft sagte. Sah er einen Fall für hoffnungslos an, gab er nur auf ausdrückliche Bitten hin und aus Gründen der Menschlichkeit eine Medizin. Er behandelte auch nie Wunden oder Knochenbrüche. Geschickt verwies er aber immer auch auf den „geistigen Beistand", wohl mit dem Hintergedanken, dadurch auch den Opferstock seiner Kapelle zu füllen. Immer wieder habe er seine „Patienten" gefragt: „Wort's wohl scho in da Kapelln entn und hobt's g'opfert?"

Wie man dem bisher Erzählten entnehmen konnte, war der „Höllerhansl" von einer tiefen und echten Gläubigkeit beseelt. Er wollte allen anderen ein Vorbild sein und trug daher sein eigenes, inniges religiöses Empfinden auch nach außen hin deutlich zur Schau. Dabei bemerkte er aber nicht den Realitätsverlust, dem er unterlag. Obwohl sich auch seine Umwelt stark dem katholischen Glauben verbunden fühlte, fanden trotzdem viele, daß sein Tun übertrieben war, ja man belächelte ihn und bezeichnete ihn als sehr „bigottisch".

Es paßte daher durchaus zu ihm, daß er auch seine unmittelbare Umgebung in diesem Sinne baulich veränderte. Vom Grotten- und Kapellenbau wurde ja schon berichtet. Nicht genug damit, er bezog auch den Hang, für den Rachlingbesucher rechts von der Kapelle gelegen, in die Sakrallandschaft mit ein. Ganz oben auf diesem Hang, dort, wo der Wald begann, befestigte er ein Kruzifix an einem Baum und nannte den Hang seinen „Ölgarten". Es mutet beinahe blasphemisch an, daß das Baumheiligtum, heute beinahe unauffindbar, inmitten eines Hühnerhofes steht.

Dort hinauf ging er gerne laut betend, bisweilen morgens und abends. Manchmal trug er dabei auch ein Glöckchen mit sich, mit dem er unentwegt klingelte. Waren Geistliche oder Ordensleute in Rachling über

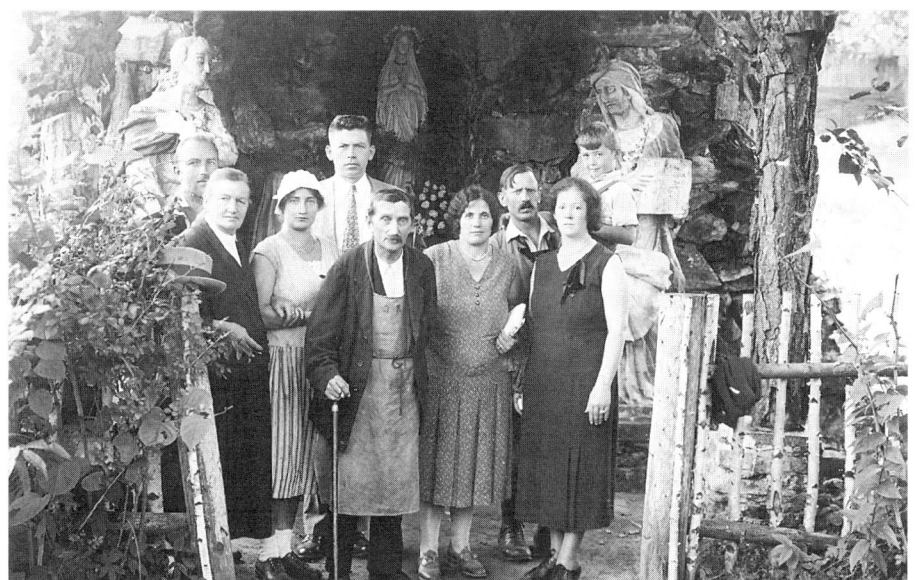

Eine der letzten Aufnahmen des „Höllerhansl": Mit amerikanischen Besuchern vor seiner „Lourdesgrotte". Ganz links Gattin Cilli.

Nacht geblieben, begleiteten sie oftmals den Beter. Mußte jedoch dieser Betgang aus irgendeinem Grund entfallen, war die schlechte Laune des „Höllerhansl" kaum auszuhalten!
Dort oben sei auch das „Lotteriewunder" geschehen. Die Ursache für diese Geschichte lag wohl darin, daß sich die unmittelbare Umgebung des „Höllerhansl" nicht erklären konnte, daß dieser immer wohlhabender wurde. So kam diese Geschichte irgendwann auf und der „Höllerhansl" tat das seine hinzu. Mehrere Informanten berichteten jedenfalls, daß er immer wieder gerne erzählte, er habe sich, als er wieder einmal den Hang hinauf gebetet hatte und schon am Rückweg war, wie unter Zwang noch einmal umgedreht. Da sei ihm die Muttergottes erschienen und habe ihm drei goldene Zahlen gezeigt, die, in der Lotterie gesetzt, ihm Glück und Geld gebracht hätten. Aber er habe diese Geschichte nicht immer gleich erzählt. Es entsprach jedoch durchaus den Tatsachen, daß Herr und Frau Reinbacher manchmal in der Klassenlotterie gespielt hatten.
Das Geld kam anfangs ausschließlich durch Spenden herein. Ein umgedrehter Hut oder ein „Spendentrücherl" stand, unübersehbar für jedermann bereitgestellt, neben der Ausgangstüre. Denn schon allein aus

Vorsicht, nicht wegen gewerbsmäßiger Kurpfuscherei neuerdings mit dem Gesetz in Konflikt zu geraten, konnte man nur „Spenden" annehmen. Und diese flossen reichlich. Immer wieder berichteten die Informanten, daß der Spendenbehälter laufend geleert werden mußte, daß man in der Wohnung des „Höllerhansl" abends täglich die Geldscheine in die Laden eines Kastens geschlichtet habe und daß die steuereinnehmenden Finanzbeamten stets mit einem ganzen Rucksack voll von Banknoten den „Höllerhansl" verlassen hätten.

Später kam auch durch den Versand von Teemischungen und anderen Zubereitungen viel Geld herein. Man führte sogar ein Kontobuch, dem zu entnehmen war, daß man auch immer wieder Geld verliehen habe. So ist es nicht verwunderlich, daß um das Vermögen des „Wunderdoktors" sogar eine „Schatzsage" existiert. Diese erzählte Franz Reinbacher aus Graz: Sein Großvater wäre beim „Höllerhansl" beschäftigt gewesen und habe ihm, dem Enkel, oft von dieser Zeit erzählt. Besonders gerne erzählte der Großvater, daß der „Höllerhansl" drei Laden voll mit Goldstücken besessen habe! Er habe auch irgendwo (im Haus?) eine

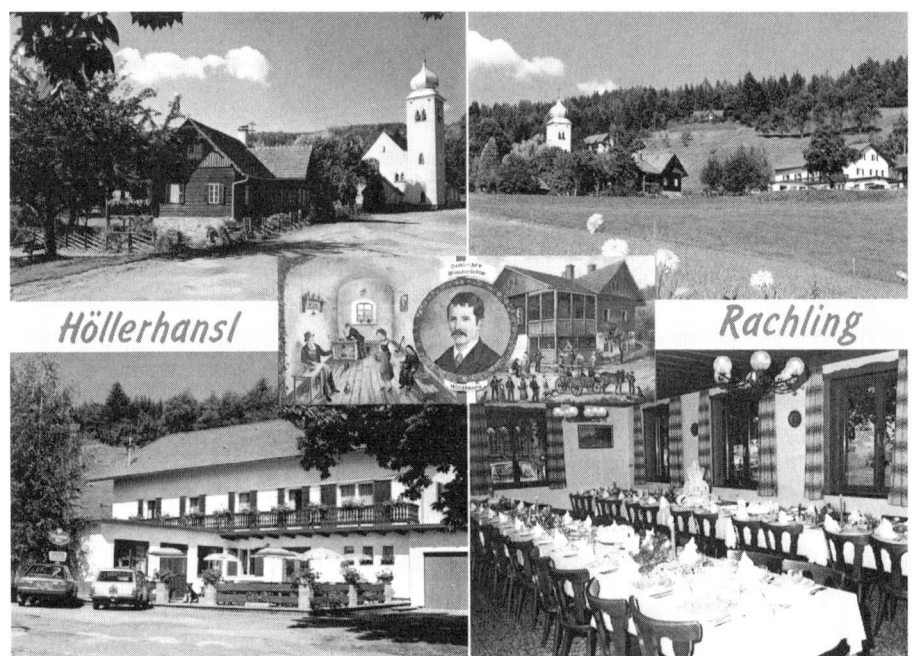

Eine Rachlinger Postkarte von heute. Die beiden unteren Fotos zeigen das Äußere und das Innere des Gasthofs „Zum Höllerhansl".

Flasche eingemauert, am Flaschenboden wäre sein Bild gewesen (ein Foto?), die Flasche habe er dann mit Goldstücken angefüllt. Dieser Schatz sei, seiner Meinung nach, noch nicht gehoben worden.

Das alles zeigt deutlich, daß der „Höllerhansl" zum berühmten „Naturheiler" avanciert war, den man einfach aufgesucht haben mußte. So existieren auch zahlreiche Geschichten von Personen, die zu ihm gekommen waren. Neben Europäern aus allen Völkerschaften kam angeblich auch ein indischer Fürst, und es schauten auch immer wieder Amerikaner auf ihrer Europareise bei ihm vorbei.

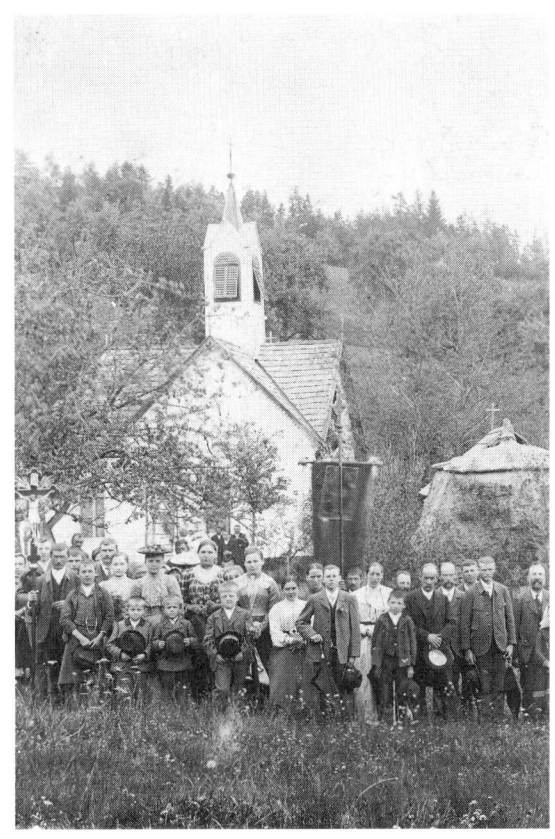

Lourdes-Kapelle in Rachling.

Vom Besuch zweier ägyptischer Prinzessinnen im Jahre 1928 kann man in den damaligen Tageszeitungen nachlesen. Bisher nicht nachweisbar war dagegen der Besuch von Kanzler Ignaz Seipel beim „Höllerhansl".

Das reichlich vorhandene Geld bewog den „Höllerhansl" auch dazu, eine neue, größere Kapelle in Rachling zu errichten. Mit vollem Eifer ging man 1924 an den Neubau. Da der Transportweg hinauf nach Rachling schlecht war, löste er dieses Problem auf sehr originelle Weise. Unten im Sauerbrunntal ließ er bei Marhof einen großen Berg Ziegel aufschichten. Dann verkündete er, daß jeder, der bei ihm drankommen wolle, Ziegelsteine „mit hinauf bringen" müsse! Doch der Neubau zog sich in die Länge, und die Fertigstellung samt Turm erlebte der „Höllerhansl" selbst nicht mehr.

Wie schmal aber die Grenze zwischen Glaube und Aberglaube, auch für einen recht frommen Menschen wie es der „Höllerhansl" war, ist, zeigt sich am besten daran, daß er gerne „wetterabgebetet" habe. Dazu hielt er eine Heiligenfigur oder ein Kreuz laut betend gegen drohende Gewitterwolken hin, um diese abzuwehren. Eine Zeitungsnotiz aus jenen Tagen hört sich dazu wie ein schlechter Scherz an: Ein schweres Gewitter wäre über Rachling niedergegangen, großer Schaden sei jedoch nur am Hause des „Höllerhansl" entstanden, wo ein Blitz in den Kamin eingeschlagen habe. (Weststeirische Rundschau, 23. Juni 1934)
Es gäbe nun noch viel über den „Höllerhansl" zu berichten, z. B. vom Filmteam, das nach Rachling kam, um ihn zu filmen, vom „Höllerhansl" als Initiator der Wallfahrt der Rachlinger nach Maria Lankowitz usw. Das würde aber den Rahmen dieser Kurzbiographie sprengen. Ausführlich wurde es aber im meinem „Höllerhansl-Buch" geschildert.
Dem gewaltigen Ansturm der Hilfesuchenden war der „Höllerhansl" auf Dauer physisch und psychisch nicht gewachsen. Anfangs vernachlässigte er Mahl- und Ruhezeiten. Mit Alkohol versuchte er dieses Manko auszugleichen. Gegen Ende der 20er Jahre war er mittags schon oft sehr betrunken und ging hinüber in seine Kapelle, um laut zu beten. Das sprach sich herum und langsam blieben auch seine „Patienten" aus. Zudem wurde der „Höllerhansl" nun selbst krank. Es war ein langes Sterben, liebevoll von seiner Gattin Cilli betreut, verstarb der „Höllerhansl" am 20. Jänner 1935.
Doch im bekannten Lied vom „Stainzer Wundadokta" und in den Erzählungen seiner Landsleute lebt der „Höllerhansl" weiter. Zwei dieser Erzählungen, die bisher noch nicht niedergeschrieben worden waren, seien hier angeführt. Die erste Geschichte stammt von Mag. pharm. Ursula Gerhold aus Stainz: Eine etwas exaltierte, stets aber tief dekolletierte Frau kam immer wieder zum „Höllerhansl" und gab vor, unter starkem Husten zu leiden. Dem „Höllerhansl" ging diese Frau schon stark auf die Nerven und so sagte er eines Tages zu ihr: „Gehn's auf di Alm und stelln sa si hinta a Kuah und wortn, bis die Kuah scheißt! Dann schmiarn sa si den warmen Kuahdreck auf die Brust, des hüft guat!" Und es muß wirklich gut geholfen haben, denn diese Frau sei nie wieder gekommen...
Letztlich wußte Univ. Prof. Dr. Gerhard Friehs, Leiter der Thorax-Chirurgie am Universitätsklinikum in Graz auch noch eine köstliche Ge-

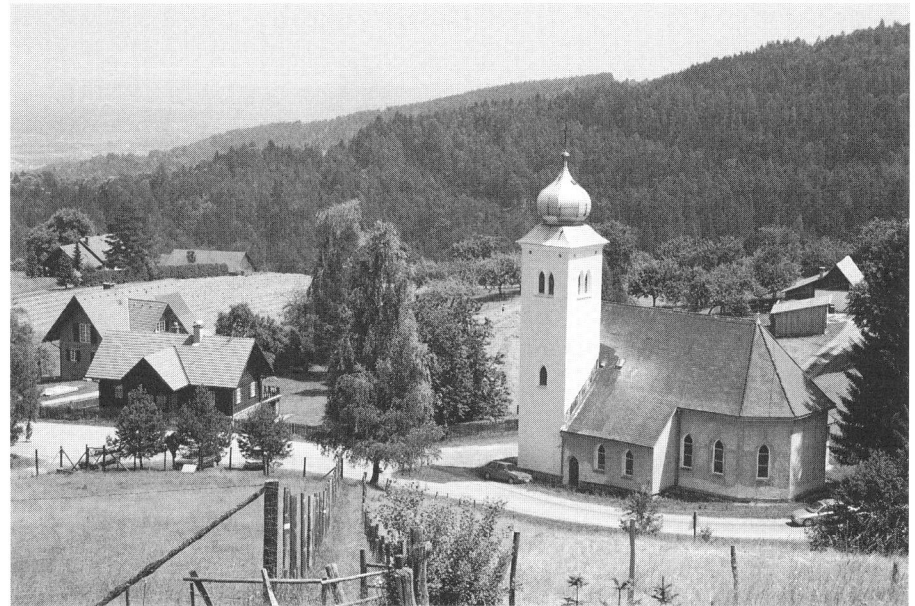

Rachling heute: Die „neue " Kapelle im Vordergrund, links das Haus des „Höllerhansl", dahinter ein Neubau.

schichte: Ein Holzknecht aus der Gegend von Eibiswald verletzte sich einmal am Auge. Notdürftig verbunden ging er in den Markt hinunter und traf dort auf der Straße den berühmten Dichterarzt Dr. Hans Kloepfer. Der redete ihn an:

„Griaß di Seppl, host dir am Aug wehtan?"
„Jo", sagte der Gefragte.
Darauf Dr. Kloepfer: „Dann kimmst grad zu mia?"
„Na", antwortete der Holzknecht, „beim Aug' derf ma si net spüln, da geh i zan ‚Höllerhansl'!"

Peter Reinbacher (1869–1948), der Bruder des „Höllerhansl" und Zahnreißer

Peter Reinbacher wurde am 16. Februar 1869 noch in Dörfl am „Schneiderbauernhansl-Hof" geboren. Nur mehr ein Jahr blieb die Familie dort, dann übersiedelte man nach Rachling auf den „Höller-Hof". Dort wuchs der Peter zusammen mit seinem Bruder Hans auf. 1886 war Peter Reinbacher in eine Rauferei verwickelt gewesen und war wegen „schwerer körperlichen Beschädigung" des Kontrahenten zu drei Monaten Kerker verurteilt worden.

In der Folge wurde von ihm nie berichtet, daß er dem Vater Josef oder seinem Bruder Johann bei deren kurpfuscherischem Treiben geholfen habe. Man kann also von ihm annehmen, daß er den landwirtschaftlichen Tätigkeiten am alten „Höller-Hofe" nachgegangen war. In der Zeit, wo sein Bruder Hans um eine Gasthauskonzession gekämpft und wahrscheinlich am Hofe immer wieder auch „schwarz" ausgeschenkt hat, war der Peter einmal wegen „unbefugter Musikgewerbeausübung" angezeigt worden. Wahrscheinlich hat er für Gäste aufgespielt.

Man hörte vom Peter erst wieder, als aus seinem Bruder schon der berühmte Naturheiler „Höllerhansl" geworden war. In dieser Zeit betätigte er sich gerne als Zahnreißer. Die Leute kamen meist zu ihm hin, das „Zahnreißzangl" hatte der Peter immer griffbereit auf einem Tram am Tennboden liegen. Die Patienten mußten sich dort hinlegen, der Peter kniete dann auf ihre Brust und zog so den Zahn. Von derartigen Prozeduren wußten die Gewährsleute einige Geschichten zu erzählen. Der nachfolgende Augenzeugenbericht stammte von Johann Ortner, dem Brotausträger von Bad Gams.

Johann Ortner saß einmal in Rachling beim „Ganster" (Gasthaus „Zum Kirchenwirt") in der Gaststube. Es war damals die große Zeit des „Höllerhansl" und besonders viele Wiener waren an diesem Tage hier. Man tanzte ausgelassen nach der Musik eines Trichtergrammophons. Plötzlich klagte eine der Wienerinnen über rasende Zahnschmerzen. Um ihr zu helfen, beschloß man den „Höller-Peter" zu rufen.

Der Peter war gerade im Stall mit dem Füttern von Kühen beschäftigt gewesen, als man ihn holte. Wie die Wienerin dann den „Höller-Peter" so in seiner Arbeitskleidung und mit den Holzzockeln gesehen habe, hätte sie einen gewaltigen Schreck bekommen. Doch der Schmerz war zu groß. Der Peter forderte sie auf, mit ihm ins Freie zu kommen und führte sie zu einem Brunnen. Dort befahl er ihr den Mund recht weit aufzumachen. Mit einem „rostigen Zangl" hat er ihr dann den Zahn gezogen. Sie mußte nur noch mit Brunnenwasser den Mund ausspülen, dann konnte sie schon wieder zum Tanze gehen!

Zahngerissen hätte der Peter öfters, stets ohne Bezahlung, ein Packerl Tabak hätte in der Regel genügt. Die beiden nächsten Geschichten stammen von Alois Ninaus aus Sierling.

Die „Glockengießer-Mitzl" war eine „Einlegerin"[1] und zog ohne festen Wohnsitz herum, auf die Barmherzigkeit der Bauern angewiesen. Sie kam einmal zum Peter, der gerade auf der Tenne mit Kornausschmeißen beschäftigt war und klagte über starke Zahnschmerzen. Der Peter ließ sie am Tennboden hinlegen, kniete sich auf ihre Brust, schrie „Maul auf" und riß den Zahn mit seinem Zangl, welches er vorsorglich immer eingesteckt hatte. Die Wunde hat er dann noch mit Tabaksaft – er hat gerne geraucht – versorgt!

Ein andermal kam am Ostersonntag ein Bauer zum Peter. Vor lauter Zahnschmerz könne er kein „Weichfleisch" (Osterschinken) essen, erklärte er ihm, er möge ihm doch den Zahn reißen. Der Peter war aber schon recht betrunken.

„Auf, di Goschn!" sagte der Peter, holte sein „rostiges Zangl" heraus und zog den Zahn. Der Bauer ging nach Hause, hatte aber noch immer furchtbare Schmerzen. Also sah er selbst nach und erkannte, daß der Peter ihm den falschen Zahn gezogen hatte. Wütend ging er zum „Höller-Hofe" zurück und hat den Peter, so wie dieser auf der Bank in der Stube gesessen war, ordentlich „getetscht" (geohrfeigt)...

Der Peter war, wie sein Bruder Hansl, dem Alkohol sehr zugetan. Wenn er nun betrunken war, hat er gerne vom „Stadlgang" aus laut alle Rachlinger beschimpft. Das klang dann so:

„Gallhuaber – du Gachtepp, elendiger Tepp",
„Kuglschnerperl – du krahschinkerne Krott",
„Rumpf – du Bähm, elendiger Bähm" usw.

---

[1] „Einleger": arbeitsunfähiger alter Mensch, der in Kost und Quartier genommen wurde.

Besonders aber habe er seine Schwägerin Cilli gehaßt. Betrunken habe er sie immer „Wanzn-Cilli", „Wanzn-Cilli" beschimpft. Den Hintergrund für diese eigenartige Beschimpfung klärte Alexandra Malik in ihrer Diplomarbeit auf. „Wanz" war der Vulgoname des elterlichen Hofes der Cilli in Hohenfeld gewesen.

Wie schon sein Bruder Hansl betätigte sich Peter auch mit „Wetterbeten". Dazu habe er drohenden Gewitterwolken eine Muttergottesstatue entgegengehalten, manchmal habe das sogar geholfen.

Der Peter überlebte seinen berühmten Bruder um 13 Jahre. Er verstarb am 9. Juni 1948 in Rachling am „Höller-Hof".

Die Naturheiler und „Urinschauer"

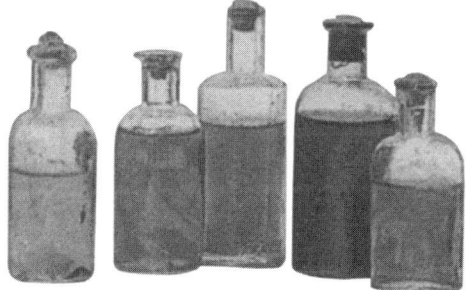

Spricht man von „Bauerndoktoren", so waren in der Regel sie gemeint, die bäuerlichen Naturheiler und „Urinschauer" der näheren Umgebung. Sie heilten ja mit den Mitteln der Natur, meist mit dem, was rund herum zur Verfügung stand. Da sie aber keinerlei Ausbildung genossen, waren sie den Erkenntnissen der Medizin zu allen Zeiten stets weit unterlegen. Sie bezogen ihr Wissen gerne aus einem Buch, das meist schon ein „altes Medizin- oder Kräuterbuch" war. Da man aber früher „Alter" stets mit „reich an Erfahrung" gleichsetzte, standen gerade diese Werke in hohem Ansehen. Das tun sie meist auch heute noch!

Dementsprechend obskur und oft unappetitlich waren ihre „Heilmittel". Bei deren Auswahl spielten alle möglichen Überlegungen eine Rolle, – das konnte beispielsweise die Farbe (rot = Blut = Leben) sein oder auch die Form (organähnliche Pflanzenteile heilen das entsprechende Organ). Dazu kam dann noch, vor allem in Heilerfamilien, das überlieferte und altbewährte Heilwissen.

Bei der Herstellung der „Medizinen" wiederum haben irgendwelche hygienische Maßnahmen nie eine Rolle gespielt. Allen jenen, die diese Medizinen stets nur verklärt sehen, würde man wünschen, sie mögen auch über deren Herstellung Bescheid wissen. Dann würden sie vieles davon kaum je selbst einnehmen oder anwenden!

Alle diese „Bauerndokter" hatten aber ein gutes Wissen über die Heilwirkung der verschiedensten Pflanzen. Oft sammelten sie diese selbst, aber es gab auch immer wieder Personen, meist waren es ältere Frauen, die dieses für sie taten. Auch Kinder wurden dazu angelernt, die sich dadurch selbst früh schon ein gutes Kräuterwissen aneigneten. Eher selten wurden Kräuter aus einer Apotheke oder Drogerie bezogen.

Beliebt war es, die Diagnose aus dem Urin, dem „Wossa", zu stellen. Das war natürlich eine sehr alte Methode, deren Tradition bis in die Antike zurückreicht. Die Harnschau oder Uroskopie wurde von manchen Heilern bis über die Hälfte unseres Jahrhunderts hinaus betrieben, dann aber meist nur noch für den engsten Familienkreis.

Da Ärzte immer wieder Anzeigen gegen diese sogenannten „Afterärzte" wegen Kurpfuscherei machten, verfolgte sie die Obrigkeit. Viele von ihnen kamen deswegen mindestens einmal mit dem Gesetz in Konflikt. Eine gewisse Besserung dieses Zustands trat für einige Heiler ein, als sie in der Zeit des Zweiten Weltkriegs in Deutschland die Heilpraktikerprüfung machen und so ihrer Tätigkeit ungestört nachgehen konnten. Nach Ende des Krieges war es Heilpraktikern in Österreich wieder untersagt, ihrer Tätigkeit nachzugehen. Das hatte für einige von ihnen negative Konsequenzen.

Letztlich sei hier noch hervorgehoben, daß andere Heiltechniken wie z. B. das Wenden oder das Abbeten in der Weststeiermark, soweit es mir bekannt ist, keine Anwendung fanden.

Peter Höller (1799–1853) vlg. Ofnerpeter

Peter Höller, Bauer in Rosenhof Nr. 54, ist einer der frühen Heiler in der Weststeiermark, von dem wir glücklicherweise etwas mehr wissen als nur dessen Namen. Der Name „Höller" mag Assoziationen zum nachmalig so berühmten „Höllerhansl" wecken, doch letzterer hieß bekanntlich mit seinem Familiennamen „Reinbacher", sie waren daher nicht miteinander verwandt.

Als Sohn des Bauern Joseph Höller wurde Peter Höller am 14. Juli 1799 in Greisdorf Nr. 62 geboren. Die Familienüberlieferung besagt nun, daß er sich einmal durch einen unglücklichen Fall selbst am Kopf schwer verletzt habe. Es war unter den damaligen hygienischen Verhältnissen nicht ungewöhnlich, daß die Kopfwunde alsbald infiziert war und nicht und nicht heilen wollte. Da kein anderer ihm helfen konnte, versuchte er es nun selbst, – und er hatte damit Glück. Das sprach sich herum und bald hatte er großen Zulauf.

Er behandelte aber nicht nur Verletzungen und Geschwüre, sondern versuchte sich auch an den „internen" Gesundheitsproblemen seiner „Patienten". So konnten Schwierigkeiten mit der Behörde nicht ausbleiben. Eingehend wird über ihn („...der sogenannte Ofnerpeter, Bauer an der Hochstraße bey St. Stephan im Bezirke Stainz...") in der Göth'schen Serie berichtet: „Er schöpft seine Kunst aus zusammengerafften alten ärztlichen Büchern, trachtet ärztliche Rezepte zu sammeln, mischt sich in das medizinische, wie chirurgische und selbst geburtshilfliche Fach, dispensiert selbst, und hat einen großen Zulauf, welcher um so mehr zu beklagen ist, als er mit seinem Wohnsitze gerade in der Mitte sehr brauchbarer und unterrichteter Wundärzte liegt, mit denen das beßere Publikum vollkommen zufrieden ist. Wiederholte Untersuchungen, Wegnahmen des vorfindigen Vorrathes, Personalarrest wurden bereits gegen ihn angewendet, ohne dem Unfuge steuern zu können".

So war es nicht verwunderlich, daß es in Peter Höllers Wohnhaus ein Geheimversteck gab. Es befand sich im Vorhaus, dort gab es einen kleinen Drehkasten, in dem meist ein Häfen voll von Schmalz stand. Drehte man aber etwas am Kasten, konnte man dahinter Arzneien finden. Das damalige Haus war 1864 abgebrannt und danach von seiner Witwe wieder aufgebaut worden.

Trotz des Brandes ist einiges aus seinem Besitz erhalten geblieben. Das gewährt uns einen kleinen Einblick in sein Schaffen. So blieben zwei Bücher unversehrt, und zwar von Jacob Theodor Tabernaemontanus das „New vnd vollkommen Kräuter-Buch. Das ander vnd dritte Theil" (gedruckt zu Basel 1664) und von D. Johann Jacob Woyt „Abhandlung aller innerlichen und äußerlichen Krankheiten, In zwey Theilen, In welcher jedwede Kranckheit deutlich beschrieben, und zur Cur die bewährtesten Artzney-Mittel aus denen Schrifften derer berühmtesten Aertzte an die Hand gegeben werden" (Leipzig 1753). Erhalten blieb auch der undatierte Dankesbrief eines „Patienten".

Höllers Entlohnung bestand hauptsächlich aus Naturalien. Dankbare und wohlhabende Patienten haben ihn manchmal gleich mit einer ganzen Fuhre voll von Getreide belohnt. Der „Ofnerpeter" war seinerzeit auch Gemeinderichter. Er soll zudem zu den kräftigsten und stärksten Männern der Gegend gezählt haben. So scheint die folgende Geschichte durchaus glaubhaft, die man sich von ihm erzählt: Als sich einmal zwei Bauern im Streit befanden und sich nicht einigen wollten, ergriff er mit jeder Hand einen beim Genick, hob beide Kontrahenten in die Höhe und stieß sie dann mit den Köpfen zusammen. Die beiden Streitenden hätten sich dann schnell geeinigt.

Peter Höller verstarb am 30. April 1853.

Mutter und Tochter – die beiden „Saumalis":
Amalia Halm (1864–1941)
und Ludmilla Anna Stampfl (1904–1980)

Ich habe die jüngere der beiden Frauen, die sich wie ihre Mutter mit dem Heilen beschäftigte und daher auch deren Spitznamen „Saumali" bekam, noch persönlich gekannt. Meine Bekanntschaft geht zurück bis in die 60er Jahre, als ich in den sommerlichen Semesterferien stets in der Apotheke der Barmherzigen Brüder in Graz Ferialarbeit verrichten durfte. Zu dieser Zeit kam „die Frau Stampfl", wie sie ehrfurchtsvoll genannt wurde, ungefähr alle zwei Monate persönlich in diese Apotheke, um jene Dinge zu kaufen, die sie benötigte, um den bei ihr Hilfesuchenden auch helfen zu können.

Wenn sie kam, herrschte bald aufgeregtes Treiben in der Apotheke. Meist gab Frau Stampfl schon vormittags ihre Wünsche kund und ging dann in Begleitung ihrer Tochter weiter in die Stadt hinein. Inzwischen wurde in der Apotheke alles gerichtet, abgefüllt und signiert. Neugierig habe ich einmal eine altgediente Laborantin gefragt, wer denn Frau Stampfl sei. Mit geheimnisvollem Lächeln sagte sie mir, sie sei eine „Bauerndokterin aus der Gegend von Groß St. Florian in der Weststeiermark" und leise fügte sie hinzu, man nenne sie dort gerne auch „Saumali", aber das dürfe man nicht laut sagen!

Ich habe mir diese Frau dann näher angesehen, die stets im Büro des Apothekers saß und geduldig wartete, bis alles gerichtet war und man abrechnen konnte. Sie war eine mittelgroße, rundliche Frau mit freundlichem Gesicht, fröhlichen Augen und roten Wangen, die stets ein Kopftuch aufhatte. Nicht von ihrer Seite wich die Tochter, die ich als groß und schlank in Erinnerung habe. Wer war nun diese Frau Stampfl?

Ludmilla Anna Stampfl, geborene Halm, wurde am 1. März 1904 in Graz geboren. Die Eltern Anton und Amalia Halm hatten ein Jahr zuvor in Groß St. Florian – am 2. Februar 1903 – geheiratet. Vom Vater ist nur soviel bekannt, daß er aus dem Saggautal stammte und später in Grub Nr. 20, nahe Groß St. Florian, wohnhaft gewesen war.

Von der Mutter dagegen wissen wir schon mehr. Sie war es, die in Ludmilla das Interesse am Heilen geweckt und ihr das eigene Wissen weitergegeben hatte. Sie war aber auch für den ungeliebten Spitznamen „Saumali" verantwortlich, mit dem man sie und später auch die Tochter bedachte. Einmal mehr konnte man hier eine Weitergabe von Heilwissen innerhalb einer Familie feststellen. Weiters auch einen Wechsel am Objekt des Heilens innerhalb einer Generation, denn die Mutter heilte nur Tiere, die Tochter aber Menschen. Aus dieser Vorgeschichte heraus versteht sich von selbst, daß vorerst vom Leben der Mutter berichtet werden soll.

Amalia Halm, geborene Bernhard, wurde außerehelich als Tochter der Maria Bernhard in Graz, im „Gebärhaus", Paulustorgasse Nr. 75 (heute Nr. 1) geboren. Die Mutter dürfte Grazerin gewesen sein, wohnte aber später als Inwohnerin in Lebing Nr. 43 (später Nr. 15), am Hofe vlg. Schneider. Diesen Hof müssen Anton und Amalia Halm erworben haben, jedenfalls wirkte hier Amalia Halm als Heilkundige für Tiere bis zu ihrem Tode am 27. Juni 1941.

Amalia Halm wurde von den Gewährsleuten durchwegs als „dick" und sehr freundlich beschrieben. Man erinnerte sich allgemein daran, daß ihr die rechte Hand gefehlt habe und daß sie dieses Gebrechen stets unter einer Schürze zu verbergen versuchte. Ihr sei nach einer Brandverletzung die Hand bis zur Handwurzel amputiert worden, ja sie hätte sogar – laut Aussage ihrer Enkelin Inge Prstec – eine Prothese mit einem Eisenhaken besessen.

Sofern es nötig war, stellte Amalia Halm ihre Diagnosen aus dem Harn, doch, wie schon erwähnt, heilte sie nur Tiere. Besondere Erfahrung besaß sie auf dem Gebiet der Krankheiten von Schweinen. So entstand auch ihr Spitzname, aus vorerst „Schneidermali" wurde alsbald die „Saumali". Sie habe sich aber auch bei Rindern gut ausgekannt, heißt es immer wieder. Sie verlangte fürs Heilen nichts, man spendete freiwillig.

Franziska Gassl aus Gussendorf berichtete, sie habe einmal ihre jungen Ferkel bereits im März ins Freie gelassen, worauf sie alle lahmten. Da sei sie zur „Saumali" gegangen und habe ihr von diesem Unglück erzählt. Die Märzensonne wäre Gift für die Ferkel, meinte diese, gab ihr eine Einreibung mit und in 14 Tagen waren alle Tiere wieder gesund.

Der Mär nach habe die Tochter Ludmilla viel von der Mutter gelernt. Doch das kann nicht die einzige Quelle gewesen sein, galt doch Ludmillas Augenmerk ausschließlich der „Humanmedizin". Angeblich sei sie zudem auch von einem „Afterarzt" namens König aus dem benachbarten Krottendorf angelernt worden. Das stellte sich jedoch als falsch her-

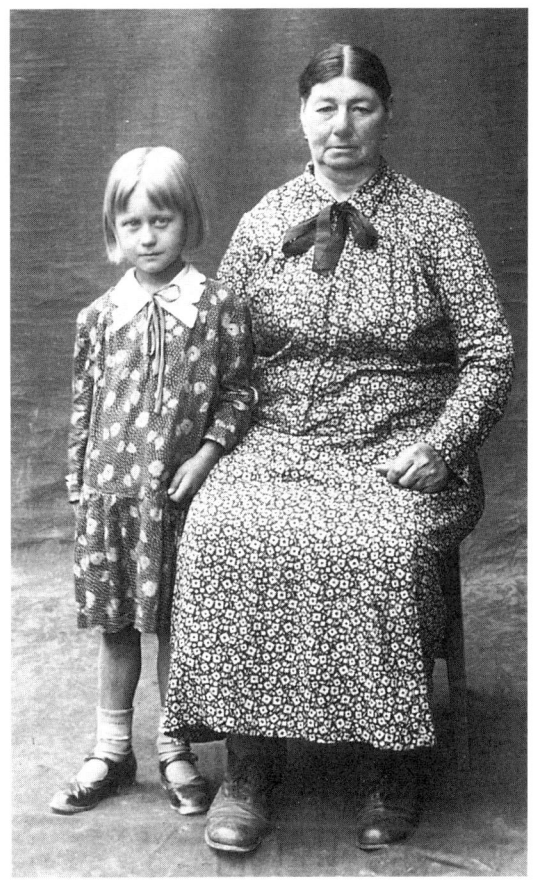

Amalia Halm vlg. Saumali und ihre Enkelin Milli. Auch hier hält sie die rechte (amputierte) Hand verborgen!

aus, weil Nachforschungen ergaben, daß Dr. König ein „echter" praktizierender Arzt gewesen war.

Mit dem Heilen habe die jüngere „Saumali" erst nach dem Tod der Mutter im Jahre 1941 begonnen. Das deckte sich auch mit den Nachforschungen in der Grazer Apotheke der Barmherzigen Brüder, die „Saumali" habe dort schon ungefähr seit Mitte des Zweiten Weltkrieges eingekauft.

Ludmilla wuchs am elterlichen Hofe vlg. Schneider in Lebing – das kleine Dorf liegt an der Straße, die von Groß St. Florian nach Deutschlandsberg führt – auf. Ein Brüderchen August, geboren 1906, verstarb bereits ein Jahr danach. Ludmilla verdingte sich vorerst als Magd bei Bauern in der Umgebung wie beim vlg. Hahnweber in St. Martin i. S. ihren Lebensunterhalt. Es verschlug sie offenbar auch nach

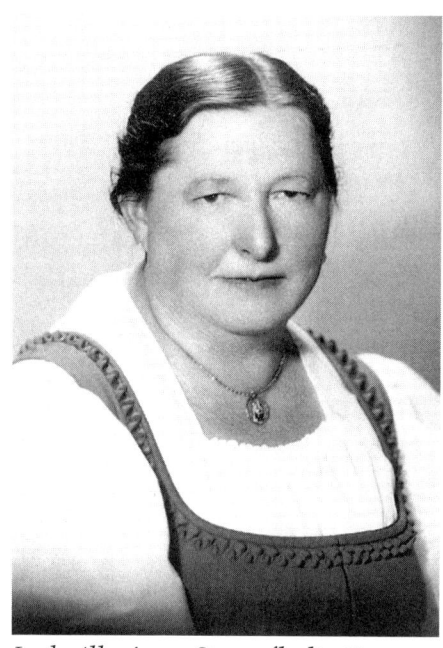

Ludmilla Anna Stampfl, die jüngere „Saumali" (1957).

Kärnten, dort wurde sie Mutter einer Tochter Milli. Relativ spät heiratete Ludmilla (am 26. August 1939 in Groß St. Florian) den Bauernsohn Gottfried Stampfl (1900–1965) aus dem nicht weit von Lebing entfernt gelegenen Kraubath. Ihr Wohnsitz war nun wieder in Lebing.

Das Ehepaar hatte drei Kinder und zwar die beiden Töchter Inge und Frieda und den Sohn Gottfried. Der Ehemann Gottfried Stampfl besorgte zeitlebens die kleine Landwirtschaft, während seine Frau sich ganz dem Heilen zuwandte. Ludmilla Stampfl half Hilfesuchenden noch, als sie selbst schon sehr krank darniederlag und an den Folgen eines Schlaganfalls schwer litt. Tochter Inge stand ihrer Mutter in dieser schweren Zeit bei und stellte nach ihren bereits schwer verständlichen Anweisungen noch verschiedene Heilmittel her.

Ludmilla Stampfl überlebte ihren Ehemann um 15 Jahre, sie verstarb am 17. Dezember 1980 in Lebing. Beide Eheleute fanden am Friedhof von Groß St. Florian ihre letzte Ruhestätte.

Allgemein wurde Ludmilla Stampfl als lustig beschrieben, sie habe zudem gut gesungen und dann und wann auch gerne Most getrunken. Tochter Inge beschrieb die Mutter als „klassen Kerl", oft recht energisch, letztlich aber doch mit einem weichen Kern. Sie konnte recht eigensinnig sein, war bei aller Geselligkeit manchmal recht eigenartig und blieb auch gerne allein. Im Dorf selbst galt sie als nicht kontaktfreudig. Die Mutter sei einfach „anders" gewesen, im Rückblick erschienen der Tochter Inge die Mitmenschen „normaler" gewesen zu sein.

Auch wäre die Mutter sehr religiös gewesen, bereits als Kind sei ihr einmal die Muttergottes erschienen, und dieses Erlebnis habe ihr später die Kraft für das Heilen gegeben. Es wurde aber auch berichtet, „daß Tote sich bei ihr abgemeldet" hätten. Das ging so vor sich: Während sie arbeitete, begannen dann plötzlich die Medizinflascherln zu „scheppern" und Frau Stampfl sagte, jetzt sei die oder der gestorben – was auch immer gestimmt habe!

Trotzdem habe sie selten Zeit gefunden, um selbst in die Kirche zu gehen und habe daher die anderen aufgefordert: „Betet's für mich!" Ungeachtet dessen kam der Pfarrer oft zu Besuch, sie war mehrere Male Primizmutter und auch Fahnenpatin. Für die kleine Lebinger Kapelle habe sie sogar einen Teppich gespendet.

Wie jedermann hatte auch sie menschliche Schwächen. So nahm sie es sehr übel, wenn man ihr für eine Gabe nur nachlässig dankte. Bei überschwenglichem Dank hingegen konnte sie sehr großzügig sein. Das machten sich dereinst die Sternsinger zunutze, nach der üblichen Spende bedankten sie sich nochmals sehr und wurden abermals reichlich bedacht (Johann Stoiser, Krottendorf).

Wie schon erwähnt, litt sie es nicht, wenn man sie „Saumali" nannte. Mehrmals wurde berichtet, daß jemand am Hofe ankam und fragte: „Bin i richti bei der Saumali?" Das habe sie dann jedesmal verneint und den ungeschickten Frager in die falsche Richtung geschickt.

In ihrer erfolgreichsten Zeit waren die Leute von nah und fern gekommen. Großer Bekanntheit erfreute sie sich vor allem im Köflach-Voitsberger Raum und bei den Grazern, gerne kamen aber auch „Patienten" aus Kärnten. Man kam damals per Zug oder mit dem Auto. Trotz dieses bemerkenswerten Zulaufes habe sie aber angeblich nie Schwierigkeiten mit der Obrigkeit gehabt.

Die Diagnose stellt Ludmilla Stampfl aus dem Harn, aus dem „Wossa", wie die Patienten sagten. Das habe auch ihre Mutter bei den Tieren so gemacht. Natürlich habe man auch Ludmilla Stampfl mit einem „falschen" Harn, einem Tierharn, zu täuschen versucht, den man für jenen eines kranken Verwandten ausgab. Das habe sie aber angeblich jedesmal erkannt.

Ludmilla Stampfl „ordinierte" in der Stube des Hauses, hatte aber für Medikamente ein Extrazimmer, wo mehrere Schränke damit angefüllt waren. Nach ihrem Tode habe der Sohn alles weggeworfen.

Sie gab den sie aufsuchenden Leuten nie sofort eine Medizin, oft mußten diese erst eine gute halbe Stunde warten und gingen in der Zwischenzeit meist ins Gasthaus. Damit erweckte sie geschickt den Eindruck, daß die Medizinen für jeden Patienten eigens angefertigt wurden.

Sie besorgte auch nie Medizinen oder Grundstoffe zu deren Herstellung aus der für sie so nahen Apotheke von Groß St. Florian. Anfangs versorgte sie ein „Kräuterweiblein", ein altes „Muatterl", welche ihr etwa alle 14 Tage Kräuter brachte, später besorgte sie sich alles aus Graz; wie schon erwähnt kaufte sie in der Apotheke „Zum Granatapfel", der Apotheke der Barmherzigen Brüder in der Grazer Annenstraße, ein. Eine Überlegung mag hier wohl gewesen sein, daß man in der unmittelbaren Umgebung nicht wissen sollte, womit sie anderen geholfen habe.

Noch etwas unterschied sie von anderen Heilern: sie verlangte stets Geld für ihre Medizinen. Laut Aussage einiger Gewährsleute soll das gar nicht wenig gewesen sein. Nur ganz in den Anfängen habe man freiwillig gespendet.

Allgemein war man aber der Meinung, daß ihre Medizinen zwar nicht gerade billig, dafür aber stets „stark" und gut gewesen wären. Die Informanten berichteten durchwegs von Heilerfolgen, so z.B. Matthias Habisch vlg. Haschter aus Furth. Er schickte die Tante mit seinem „Wasser" zur „Saumali" – damit ist in der Folge stets Ludmilla Stampfl gemeint. Diese schüttelte es und meinte: „Oh, der is arm, der hat a dick's Bluat!" Sie gab für ihn eine rote Flüssigkeit zum Einnehmen mit und zweierlei Salben zum Einmassieren der Innenseite beider Unterarme. Nach dem Einmassieren wurde der Arm dort ganz heiß. Aber die Kur hat geholfen, später stellte sich heraus, daß er unter hohem Blutdruck gelitten hatte.

Eine Leidende kam sogar aus „Amerika". Sie hatte schon viele Ärzte in Europa aufgesucht, war auch in Wien gewesen, da ihr aber niemand helfen konnte, suchte sie letztendlich die Heiler des einfachen Volkes auf und kam so zur „Saumali". Ihr Leiden bestand aus einem „Ausschlag". Als die „Saumali" ihre Krankheit sah, meinte sie: „Jo, des heil i eana wohl" und mischte aus verschiedenen Kräutern einen Tee. Den mußte sie drei Wochen lang trinken und dann wiederkommen. Tatsächlich trat nach dieser Zeit eine deutliche Besserung ein. Da habe die „Saumali" zufrieden gemeint: „Da hama scho des richtige darratn!" Sie mischte ihr wieder Tee und heilte sie angeblich vollkommen (Franz Pirker, Petzelsdorf).

Von einem etwas eigenartigen Heilvorgang berichtete Gottfried Kainz vlg. Berghösele aus Heuholz bei Lannach. Als Kind wäre er jährlich schon von Nikolo an krank gewesen. Da ging man zur „Saumali" und bekam eine Medizin und zwei Hühnereier. Zu Hause mußte man mit der Medizin ein Tuch befeuchten, zudem die zwei Eier aufschlagen und den „Ei-Inhalt" am Tuch verteilen. Mit der feuchten Seite wurde ihm dann das Tuch auf den Bauch gebunden. Da wird ihm wohl die Erinnerung einen Streich gespielt haben! Jedenfalls war er von da an gesund!

Ähnlich war die Geschichte der Maria Hasewend vlg. Schilling aus Sallegg. Ihr jetziger Mann hätte als Kind einen Bruch gehabt und hätte vor Schmerzen immer geschrien. Man ging zur „Saumali". Die hätte einen „Fingerhutvoll" Salbe hergegeben und ein „Schlafmittel". Sie meinte: „Damit muaß es guat sein!" Und so war es auch.

Inge, eine der beiden Töchter der Frau Stampfl, berichtete von ihrer eigenen Heilung durch die Mutter. Ein Mitschüler habe ihr gegen den Oberschenkel getreten. Nach zwei Monaten wäre dieser plötzlich stark angeschwollen und der Florianer Arzt Dr. Mitteregger habe sie ins Grazer Kinderspital geschickt. Dort gipste man sie ein und schickte sie wieder nach Hause. Nach einiger Zeit bekam sie große Schmerzen, Dr. Mitteregger entfernte hierauf den Gips und schickte sie abermals ins Krankenhaus nach Graz, wo sie operiert wurde und dort drei Monate lang verblieb.

Nach der Entlassung aus dem Spital traten nach weiteren zwei Monaten wieder Probleme auf. Da man keine Krankenversicherung hatte, behandelte sie nun die Mutter höchstpersönlich. Diese habe eine „schwarze Salbe" gemacht und aufgelegt. Sie wäre dann cirka 14 Tage gelegen. Als sie in dieser Zeit einmal aufstehen mußte, rann plötzlich eine ganze Schüssel voll Eiter aus der Trittstelle am Oberschenkel. Später sagten die Ärzte, daß man ihr im Spital den Fuß ziemlich sicher amputiert hätte.

Tochter Inge erinnerte sich noch an einen weiteren Erfolg ihrer Mutter. Ein ungefähr 16jähriger Bursche aus dem Sulmtal hätte an der Leber operiert werden müssen. Gegen Revers habe ihn seine Mutter aus dem Spital geholt und zur Frau Stampfl gebracht. Diese wollte versuchen, ihm mit ihren Medizinen zu helfen. Zwei-, dreimal wäre er gekommen, dann war er geheilt und wurde später Bäckerlehrling.

Alois Nebel vlg. Wiesenweber aus Vochera an der Laßnitz hatte Gastritis und ging mit seinem „Wasser" zur „Saumali". Die mischte ihm ihren Tee und gab ihm zweierlei „Pulver", ein weißes und ein schwarzes.

Die erste Woche sollte er das „weiße" Pulver, die zweite das „schwarze" in den Tee hineingeben. Das hätte anfangs geholfen, später jedoch mußte er trotzdem operiert werden.

Ludmilla Stampfl hat stets gute Salben und Einreibungen hergestellt, hat aber auch mit „inneren Medizinen" gut umzugehen gewußt. Vor allem eine „rote Medizin" war allen in guter Erinnerung geblieben. Man berichtete auch von einem neben dem Misthaufen am Hofe stehenden, rot blühenden Strauch. Tochter Inge erinnerte sich noch genau, daß sie davon Beeren für die Mutter pflücken mußte. Hier darf man aber nicht übersehen, daß die Farbe Rot eine besondere Rolle in der Volksmedizin spielt. Rot, die Farbe des Blutes ist auch die Farbe des Lebens!

Aus den Erzählungen der Gewährsleute war es meist, auch für Fachleute, unmöglich, von Heilern des Volkes verwendete Mittel zu identifizieren. Bei Ludmilla Stampfl war die Lage anders. Jahrzehntelang kaufte sie in der Grazer „Barmherzigen-Apotheke" ein und so existierten dort Aufzeichnungen. Die sogenannte „Stampfl-Taxe" besteht aus einer Reihe loser Zettel, wo alles aufgezeichnet und verrechnet worden war, was die Frau Stampfl damals üblicherweise bezogen hat. In diese Sammlung Einblick zu bekommen war mir nur möglich, weil ich selbst längere Zeit in dieser Apotheke gearbeitet habe und mich noch heute eine herzliche Freundschaft mit dem Sohn des damaligen Apothekenpächters verbindet.

Bei den nachfolgenden Aufzeichnungen wurden, sofern es irgendwie möglich war, deutsche Bezeichnungen gewählt und bewußt auf Mengenangaben verzichtet:

Alkohol, Attichöl (eine Mischung aus Johanniskraut-, Sesam-, aether. Fichtennadel- und aether. Wacholderbeerenöl), alkal. Magenpulver, Alaun, Aether, Aloepulver;
Baldriantropfen, Bilsenkrautöl, Baumöl, Bibergeiltropfen (eine Mischung aus Bibergeil- und Kamillentinktur), Bärenzucker, Boreucerin, Brom;
Chinawein, Chloroform;
Dermatolöl 10%;
Eisentropfen verstärkt, Elsafluid, aether. Eukalyptusöl, Ergostabil;
Fiakerpulver;

Himbeerrot, Holzessig (gereinigter und/oder ungereinigter);
Johanniskrautöl; Jodoform;
Kalmustropfen; Kermessaft (einfacher Zuckersirup mit Cochenille);
Lärchengeist (eine Mischung aus Terpentin und aether. Fichtennadelöl), Lorbeersalbe;
Melissengeist, Mentholfranzbranntwein, Minzenöl, Mandelöl;
Pellidolsalbe 2%, Pain-expeller, Pulvis (?);
Olivenöl;
Regenwurmöl (Lein- und Paraffinöl), Rheumex-Öl, aether. Rosmarinöl;
Schwedenansatz, Stopftropfen (Schwarzbeertinktur), Stoppeln (Größe für Bierflaschen);
Tannenöl (aether. Fichtennadelöl und Terpentin in Alkohol), Terpentinspiritus, Treibtropfen (Kalmus-, Zimt-, und Kamillentinktur, Mutterkornfluidextrakt);
aether. Wacholderbeeröl;
Zitronenöl.

In dieser Aufstellung kann man mehrere Medikamente identifizieren, die in den Erzählungen der Patienten über ihre Heilung eine Rolle gespielt haben. Vor allem die mehrfach erwähnte „rote Medizin" wird wahrscheinlich durch Zusatz von „Himbeerrot", einem Farbstoff, oder durch „Kermessaft" zustande gekommen sein, um beim „Patienten" eine heilpsychologisch positive Wirkung hervorzurufen.

Eine der beiden Töchter war noch im Besitz eines kleinen Büchleins, das einst der Mutter gehört hatte. Sein Titel: „Phytotherapie und Homöopathie in der Biologischen Praxis" (Anwendung der Fides Präparate in der Therapie. 1. Nachtrag). Leider war weder ein Autor, noch ein Erscheinungsjahr angegeben. Jedoch hatte keine der Gewährspersonen je erwähnt, daß sie von der „Saumali" mit homöopathischen Produkten „behandelt" worden wäre.

Immer wieder war Ludmilla Stampfl gefragt worden, ob wohl eines der Kinder ihre Nachfolge antreten werde. Sie meinte zwar: „Kennan 's eh, wann 's wolln!" Sie hat aber nie den ernstlichen Versuch unternommen, ein Kind selbst auszubilden oder ihnen eine entsprechende Ausbildung angedeihen zu lassen.

Franz Klug (1884–1965) vlg. Peterbauer, auch vlg. Schidi

Neben dem „Höllerhansl" und der „Weberpeterin" war Franz Klug, der „Peterbauer", sicher einer der erfolgreichsten und angesehensten Naturheiler dieser Gegend. Sehr abwechslungsreich verlief auch sein Lebensweg. Vor allem schaffte er innerhalb seiner Heilerlaufbahn den Aufstieg vom „Viehdokter" zum echten „Naturheiler", etwas, was in anderen Familien meist nur innerhalb von zwei Generationen erreicht wurde.

Franz Klug wurde in Angenofen Nr. 21 am 25. Juni 1884 geboren. Er war ein uneheliches Kind der Dienstmagd Maria Klug, die beim vlg. Klampfl in Angenofen im Dienst stand. Dem Gerücht nach wäre die Kindesmutter eine „Hacklbauerntochter" gewesen oder stammte wenigstens von einem Vorfahren dieser Familie ab. Das behauptete Theresia Klug vlg. Hackllipp aus Rainbach, Tochter unseres späteren Heilers aus erster Ehe. Tatsache war, daß die damalige „Hacklbäuerin" Cäcilia Nebel der jungen Kindesmutter als Patin ging.

Wie es damals das Los solcher Kinder war, hatte Franz Klug eine sehr arme, entbehrungsreiche Kindheit. Sehr früh schon mußte er sich als Halterbub seinen Lebensunterhalt selbst verdienen, so z. B. beim (vlg.) Sommermichl in Marhofberg. Dessen Nachbar, der Klug vlg. Kohlbacher (Marhofberg Nr. 19) nahm sich des Buben an und „fütterte" ihn durch. Später sagte der „Peterbauer" immer, der „Kohlbacher" sei sein eigentliches „Heimathaus" gewesen.

Den Knabenjahren entwachsen, schlug er sich als Knecht bei verschiedenen Bauern um St. Stefan ob Stainz arbeitend so schlecht und recht durchs Leben. Bei Holzarbeiten verlor er ein Auge. In St. Stefan lernte er auch den Tierarzt Dr. Hammer kennen und wurde sein Gehilfe. Er lernte von ihm all das, was er später als „Viehdokter" nutzbringend anzuwenden wußte. Dieser Tierarzt schätzte ihn so sehr, daß er ihm seine umfangreiche Bibliothek vermachte, von der sich der „Peterbauer" Zeit seines Lebens nicht mehr trennte. Es soll eine ganze Wand voll mit Büchern gewesen sein. Darunter waren auch viele handgeschriebene mit wunderschön verzierten Buchstaben, andere wiederum hatten viele schöne „Zeichnungen" (Theresia Klug vlg. Hackllipp, Rainbach).

Es ist unklar, ob der Tierarzt gestorben oder von St. Stefan weggezogen war, jedenfalls verwertete der „Peterbauer" nun das bei ihm gelernte Wissen gewinnbringend für sich. Anstelle seines einstigen Lehrers wurde nun er von den Bauern der Umgebung bei den verschiedensten Tierkrankheiten konsultiert. Der „Peterbauer" war sehr ehrgeizig und fleißig und war materiell auch bald sehr gut gestellt. Angeblich machte er in dieser Zeit auch eine Erbschaft.

Als er am 21. Juli 1912 die Grundbesitzerstochter Theresia Fromm aus Rossegg – sie war eine „Modibauerntochter" aus Assing – heiratete, war auch er schon begütert.

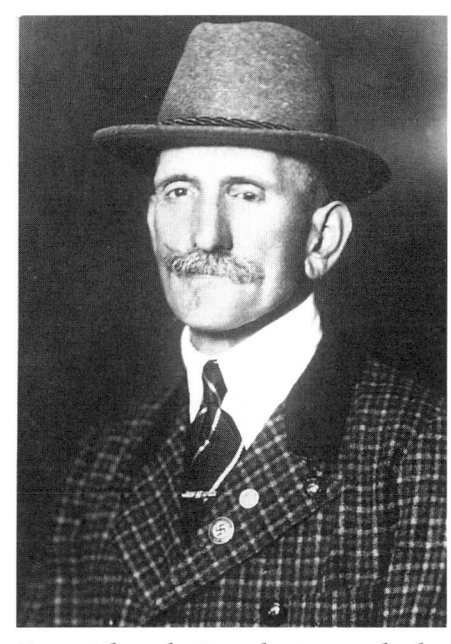

Franz Klug vlg. Peterbauer, auch als vlg. Schidi bekannt.

Im Trauungsbuch der Pfarre St. Stefan wurde er als Grundbesitzer vlg. Seinerpeter aus Stainzenhof Nr. 12 eingetragen. Bald darauf erwarb er auch den Hof vlg. Neubauer. Am 23. Juni 1913 kam eine Tochter zur Welt, die man auf den Namen Theresia Johanna taufte.

Im Jahre 1916 zog die Familie nach Bad Gams. Franz Klug erwarb dort ein Anwesen auf der sogenannten „Schidihöhe" (Gams Nr. 14). Als „Schidi" oder „Klug" war er hier nun ein häufig aufgesuchter „Tierarzt". Hier wurde dem Ehepaar am 13. August 1918 ein Sohn Johann geboren. Am 8. April 1919 hatte seine Ehefrau eine Totgeburt, 18 Tage später, am 26. April 1919 verstarb auch sie, kaum 30jährig, an Lungentuberkulose.

Die Trauerzeit des Franz Klug war kurz. Bereits vier Monate später, am 18. August 1919, heiratet er die verwitwete Keuschlerin Josefa Kogler, eine geborene Robia aus Sierling (Nr. 21). Auch sie war erst vor ungefähr 10 Monaten Witwe geworden. Ein Jahr später, am 4. August 1920, kam ein Mädchen zur Welt, welches man auf den Namen „Maria" taufen ließ.

Im Jahre 1929 zog er nach Graschuh, einer Streusiedlung südlich von Stainz, kaufte dort den Hof vlg. Peterbauer (Graschuh Nr. 44) und begann sich nun immer mehr mit dem Heilen von Menschen zu beschäftigen. Bald kamen auch schon von weit und breit „Patienten" zu ihm. Am Hof „Peterbauer" warteten sie in der Stube geduldig, rund um den großen Tisch sitzend, bis sie drankamen. Dort in der Stube wurden auch auf dem großen Herd die verschiedenen „Tees" zubereitet, dann durch ein Tuch geseiht und in Halbliterflaschen abgefüllt. Er heilte vor allem mit Kräutern, viele von ihm selbst gesammelt und am Dachboden getrocknet. Es gab aber auch mehrere Frauen, die für ihn Kräuter sammelten.

In einer Kammer neben der Stube „ordinierte" der „Peterbauer". Die „Patienten" mußten einzeln eintreten, aus dem Urin stellte er seine Diagnosen. Er schaute, ob der Urin trüb war, dann schüttelte er ihn und beobachtete genau, ob etwas „aufbrauste", in die Höhe stieg, ein Wirbel entstand oder ob er schäumte. Manchmal deutete er die Krankheit einer Person schon aus deren Gesicht (Theresia Klug vlg. Hackllipp). War ihm der „Patient" schon längere Zeit bekannt, konnte er auch auf die Urindiagnose verzichten. In dieser Kammer stand auch ein großer „Apothekerkasten" mit vielen Laden. Diesen hatte er von den Erben des verstorbenen Bad Gamser Arztes Dr. Bauer gekauft, in den Laden waren viele „Pulver" drinnen.

Stand die „Diagnose" fest, bekam jeder „Patient" eine Flasche voll „Tee" mit nach Hause. Der „Peterbauer" gab aber individuell jedem noch ein „Pulver" oder einen „Geist" in den „Tee" hinein. Diese Zutaten kaufte er in der Stainzer Apotheke oder in der Drogerie Rossum. Seine Tätigkeit honorierten die Patienten mit einer freiwilligen Spende. Immer noch kamen aber auch die Bauern zu ihm, die krankes Vieh zu Hause am Hofe hatten.

Der „Peterbauer" bildete sich durch Lesen von Fachbüchern, die er sich immer wieder bestellt hatte, weiter. In den Jahren 1940/41 ließ er sich in Deutschland als Heilpraktiker ausbilden und erlangte auch das Diplom dazu. Durch das ständige Lernen und die Kurse in Deutschland entfremdete er sich seiner Familie immer mehr und zog schließlich nach Stainz, wo er in der Quergasse ein Haus erwarb. Dort „ordinierte" er im weißen Mantel wie ein Arzt und hatte auch dementsprechend Schwierigkeiten mit den „echten" Ärzten.

Als sein Heilpraktikerdiplom nach 1945 in Österreich nicht mehr anerkannt wurde, mehrten sich die Schwierigkeiten. So zog er im Jahre 1951 nach Graz in die Villengasse Nr. 3 zu Verwandten. Hier verstarb er am 15. Juli 1965 und liegt am Grazer Steinfeldfriedhof begraben. Auf seiner Grabplatte steht die Inschrift: „Ruhestätte des Herrn Franz Klug. Dipl. Naturarzt".

Von den Informanten, die ihn noch persönlich gekannt haben, wird er recht unterschiedlich beschrieben. So wurde er einerseits als ernster, verschlossener Mensch geschildert (Hofer vlg. Led, Graschuh), andere erinnerten sich, daß der „Peterbauer" auch recht lustig sein konnte (Mathias Habisch vlg. Haschter, Furth). Für sein Leben gerne wäre er auf Hochzeiten gegangen und hätte dort keinen Tanz ausgelassen, eine Leidenschaft, die er bis ins hohe Alter gepflegt habe. In Graz wurde er Ehrenmitglied von verschiedenen Vereinen, ja auch solchen Ehrungen war er sehr zugetan. Sein Wissen hat er aber nicht weitergegeben.

In der Erinnerung der Leute lebt der „Peterbauer" weniger als Heilpraktiker denn als „Tierarzt" weiter. Als einer der wenigen erinnerte sich Mathias Habisch (Furth), daß er das Leberleiden seiner Mutter gut geheilt habe. Er sei überhaupt sehr gut bei Leber- und Gallenerkrankungen gewesen. Aber auch Cäcilia Zenz (Rassach) habe er als Kind bei einem Magenleiden geholfen. Bei Verdauungsbeschwerden habe er einen guten Tee hergestellt, der u. a. Melisse, „Zentauer" (Tausendgüldenkraut) und Wermut enthielt. Oft habe er auch Misteln verwendet.

Wie immer war aber die unmittelbare Umgebung mißtrauisch. Maria Fauland aus Graschuh meinte, man sei nicht zu ihm gegangen, „weil er doppelt hot daun, für d'Leit und fürs Viech!" Da hatte der Vater gemeint, „mia san kane Viecha!"

Besser erinnerte man sich seiner Erfolge als „Tierarzt". Für folgende Bereiche wäre er ein Spezialist gewesen, heißt es immer wieder:

Bei Geburten, besonders beim „Herauslösen" der Nachgeburt; beim Aufgeblähtsein der Tiere; wenn sie einen Fremdkörper verschluckt hatten, steckte er ein „Rohr" in den Schlund und entfernte den Fremdkörper; bei Klauenkrankheiten; auch bei Maul- und Klauenseuche; bei einem Bläschenausschlag in der Scheide, da verschrieb er Teespülungen mit Eibisch und Kamille; bei Schweinerotlauf verordnete er Ruhe, viel Frischluft im Stall und viel zu trinken geben, z. B. Most oder Essig; er dürfte ihnen auch „Güllwurz" ins vorher gelöcherte Ohr gesteckt haben (Theresia Klug, Marhof).

Maria Hofer aus Graschuh erinnerte sich an folgende Geschichte: Als einmal die Muttersau ihre Ferkel auffressen wollte, holte man den „Peterbauern". Der gab der Sau eine Flüssigkeit ein, und es war für einige Zeit alles in Ordnung. Spät abends ging die Sau aber wieder auf ihre Ferkel los. Man lief zum Stall und plötzlich war der „Peterbauer" auch da. Er kam gerade von einem anderen Bauern, hatte von weitem schon die Sau „röcheln" gehört und war gleich herbeigeeilt. Nun tröpfelte er der Sau eine Flüssigkeit ins Ohr, von da an war sie friedlich.
Antonia Seidenegg aus Preißberg erinnerte sich an eine Sau, die Rotlauf hatte. Der „Peterbauer" ließ verschiedene Sachen aus der Apotheke holen und zudem der Sau viel „Hollertee" (Blüten des Schwarzen Holunders), in den noch 2 bis 3 Stamperl Schnaps hineingegeben worden waren, einflößen. Das hat gut geholfen.
Der (vlg.) Lebbauer hatte eine Kuh, die zwei Kälber geworfen hatte. Da die Nachgeburt nicht weggegangen war, holte er den Tierarzt. Der „löste" die Nachgeburt heraus, doch der Kuh, die er sich extra für Zuchtzwecke gekauft hatte, ging es immer schlechter. Jetzt holte er den „Peterbauern". Der schaute sich die Kuh an und meinte, die sei beim Herauslösen der Nachgeburt innerlich verletzt worden, er solle sie möglichst schnell schlachten. Der „Lebbauer" holte auch gleich den Fleischhauer, man schlachtete die Kuh und schaute nach. Es stimmte. „Schlecht wor er net, der Peterbauer"!

Josefa Höller (1883–1954), die „Schadesmüllerin"

Die „Schadesmüllerin" war eine „Bauerndokterin", die in Unterwald bei Ligist gewirkt hat. Sie war weitum bekannt und geschätzt wegen ihrer Medizinen, zudem hatte sie auch eine Salbe hergestellt, die sich in näherer und fernerer Umgebung großer Beliebtheit erfreut hat.
Die „Schadesmüllerin" wurde am 17. März 1883 als Josefa Finster in Unterwald 69, am Hofe vlg. Schadesmüller geboren. Der Vater, Peter Finster, verheiratet mit Maria, einer geborenen Schriebl, wurde im Taufmatrikelbuch der Pfarre Ligist mit der Berufsbezeichnung „Müller" angeführt. Wie man im „Ligister Heimatbuch" (S. 63) nachlesen kann, „klapperten ehemals im Ligister Pfarrgebiet viele Mühlen". So wird auch Peter Finster neben der Landwirtschaft für die Bauern der

Josefa Höller, die „Schadesmüllerin" und einer ihrer Söhne.

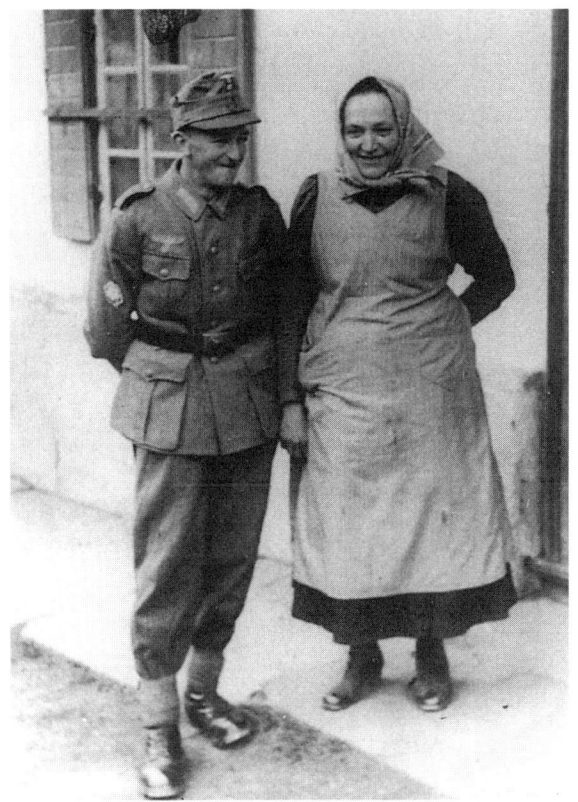

Umgebung eine Hausmühle betrieben haben. Auf dieses Gewerbe weist ja auch der Vulgoname „Schadesmüller" hin!

Auch in Josefa Finsters Leben spielten Mühlenangehörige stets eine gewisse Rolle. So heiratete sie am 21. Juni 1910 den etwas jüngeren Peter Guggi, der Knecht bei der bekannten Hofmühle in Ligist war. Peter Guggi war ein Sohn des (vlg.) Grünbauern bzw. späteren (vlg.) Eichbauern in Krottendorf. Das Ehepaar wohnte nach der Hochzeit am väterlichen Hof der Braut.

Peter Guggi dürfte ein Opfer des Ersten Weltkrieges geworden sein, als sein Todestag wurde der 30. Juni 1916 angegeben. Das war einer Eintragung zu entnehmen, die bei der zweiten Verheiratung der „Schadesmüllerin" in den kirchlichen Unterlagen gemacht worden war. Im Totenbuch der Pfarre findet man über seinen Tod nichts, im „Ligister Heimatbuch" (S. 134) scheint jedoch unter den Gefallenen von Unterwald ein Peter Guggi auf.

Drei Jahre später – am 25. Februar 1919 – heiratete sie den Zimmermann Alois Höller aus Greisdorf (Pfarre St. Stefan o. St.). Dieser war ein Sohn des Franz Höller vlg. Herlwirtmüller in Rosenhof, auch hier finden wir im Vulgonamen des Schwiegervaters den Hinweis auf eine Hausmühle!

Aus der Zeit vor ihrer Ehe weiß man von Josefa Finster, wie sie damals noch hieß, kaum etwas. Es wird aber berichtet, daß sich bereits ihre Mutter, die „Kreuzbliamlin" (oft auch einfach die „Bliamlin") und deren Schwester mit dem Heilen beschäftigt hatten. Vor allem die erstere soll ihre Lehrmeisterin gewesen sein. Zumindest das mit dem Vulgonamen scheint aber nicht zu stimmen, denn die Mutter stammte von einem Hofe vlg. Almweber (Unterwald Nr. 11) ab.

Später als Naturheilerin tätig, hat auch die „Schadesmüllerin" ihre „Diagnosen" aus dem „Wasser" gestellt. Angeblich habe sie einige Tropfen „Terpentinöl" (Terpentin) hineingegeben und das „Flascherl" dann weggestellt. Hat sich dann das „Terpentinöl" gesetzt, war das ein schlechtes Zeichen, ebenso wenn es „rot" geworden war. Im letzteren Fall hätte man eine „Lungenentzündung" befürchten müssen.

Schlecht war es auch, wenn sich das „Wasser" „trüb" abgesetzt hätte, da wäre etwas mit der Niere oder mit der Blase nicht in Ordnung gewesen. Einmal habe sie bei einer Magd an einem „Fleckerl" Blut sogar einen drohenden „Abortus" (Fehlgeburt) erkannt und diese schnell heimgeschickt (Julia Haberschreck vlg. Spariweber, Farmi). Im Winter hat sie übrigens das „Wasser" etwas „warmgestellt", ein kalter Harn hätte zu Irrtümern bei der „Diagnose" führen können.

Ihre Arzneien bereitete sie vor allem aus Pflanzen zu, die sie teils selbst gesammelt, teils von Sammlerinnen erhalten hat. Daneben besorgte sie sich aber auch verschiedene Produkte aus der „St. Josef-Apotheke" in Voitsberg. Die Medizinen und ihre weithin bekannte Salbe „kochte" sie in der Stube. Dort saßen auch ihre „Patienten" und warteten oft geduldig, bis eine Medizin fertig war. Sie selbst ging nie gerne zu den Leuten hin, höchstens zu solchen in der Nähe oder zu kranken Kindern. Erkannte sie, daß jemand sehr krank war, schickte sie ihn auf jeden Fall zum Arzt.

Zu ihrem Medikamentenschatz gehörte der „Hollerschnaps" (Holunderschnaps). Schlief jemand schlecht, verordnete sie „Anistee", bei Fieber verbot sie unter allen Umständen „Kamillentee", denn „do kemman d'Leit erst richti in d'Hitz!" (Julia Haberschreck, Farmi).

Weiters verordnete sie „Wind- und Gallgeist", einen „Blutreinigungstee", ein „Kalmusafterl", ein „Herzkarfunkelwasser" (Melissengeist) und „Fraispulver", alles meist Präparate aus der Apotheke in Voitsberg. Sie besaß kein altes „Medizinbuch", sondern wußte „alles auswendig". Die Mutter von Frau Bernsteiner (vlg. Pilz, Unterwald) war einmal krank, und man schickte ihr „Wasser" zur „Schadesmüllerin". Die konstatierte daraus eine „Nierenentzündung", „kochte" aus Kräutern eine Medizin und verordnete eine Woche Bettruhe. Die Mutter hat alles brav befolgt und es hat ihr gut geholfen.

Die „Schadesmüllerin" hatte ein großes Einzugsgebiet, vor allem viele „Hirschegger" kamen zu ihr. Angeblich sei sie aber wegen Kurpfuscherei einmal sogar eingesperrt gewesen (Julia Haberschreck, Farmi). Sie verstarb am 8. Februar 1954.

Pelegrin Jeithner vlg. Sauruggmüller

Pelegrin Jeithner war in Wieselsdorf zu Hause. Er war kein gebürtiger Steirer, sondern kam aus der Gegend von Mährisch-Ostrau. Im Jahre 1924 zog er mit seiner Schwester Rosa hierher und erwarb die „Sauruggmühle", zu der auch eine große Landwirtschaft gehörte. Anfangs soll er sowohl Mehl gemahlen als auch seine Landwirtschaft erfolgreich betrieben haben. Innerhalb der dörflichen Gemeinschaft blieben sie aber stets die „Fremden", man mißtraute ihnen und so wirtschafteten sie auch immer mehr ab. Mehrere der Informanten erzählten, die Geschwister, die selbst nie eine ernstliche Bindung eingegangen waren, hätten mit Hühnern und Kälbern in einem Raum zusammen gelebt! Er „hauste wia a wülda Mensch" (Oswald vlg. Mogl, Kraubath), zusätzlich habe man auch noch viele Katzen besessen.

Das Geschwisterpaar galt als sehr „bigottisch". Beide waren fleißige Kirchgeher, sie besuchten jeden Sonntag in Groß St. Florian die hl. Messe. Nie gingen sie nach Preding, da hatte es angeblich einmal Schwierigkeiten gegeben. Dieser Kirchgang zeigte auch deutlich, daß er ein Sonderling war, meist ging er nämlich mit einem Spazierstock in der Hand voraus, die Schwester folgte ihm – mit Abstand – schweigend nach. Anton Leitl aus Wetzelsdorf war der Meinung, daß man durch so eigenartiges Gehaben auf sich aufmerksam machen wollte, eventuell wollte er damit auch einen Arzt vortäuschen.

Er hatte zudem ein ausgeprägtes Sendungsbewußtsein. Als ihn Herr Leitinger aus Kraubath einmal fragte: „Herr Jeithner, wo haben Sie das her?" meinte dieser: „Ich bin von Gott gesandt der Menschheit zu helfen!" Zusätzlich zu seinen Medizinen verwies er stets darauf, daß „auch der Herrgott helfen müsse".

Der „Sauruggmüller" war ein ernster und zudem mißtrauischer Mensch. Er brachte sein Wissen über die Heilkräfte der Natur aus seiner mährischen Heimat mit, hatte aber zudem auch eine größere Anzahl von Büchern in seinem Besitz. Für seine Medizinen bekam er nur freiwillige Spenden, aus der unmittelbaren Gegend kamen jedoch nur wenige zu ihm, wohl aber aus Groß St. Florian und sogar aus Graz.

Pelegrin Jeithner stellte seine Medizinen aus Kräutern her, gerne gab er wildwachsenden Baldrian hinein (Maria Scheer, Wetzelsdorf). Überhaupt grub er gerne nach Wurzeln (Franz Schuck, Wetzelsdorf). Theresia Muhr vlg. Bergkrampl (Wetzelsdorf) habe er einmal „Schwarzwurzeln" (Beinwell) empfohlen und das Mittel hätte auch geholfen! Kräuter, die zur richtigen Zeit gesammelt worden waren, bezeichnete er als „Trumpf" (Oswald vlg. Mogl, Kraubath).

Mit „Trumpf" bezeichnete er auch eine ihm gehörende Quelle, deren Wasser angeblich gegen jedes Leiden helfen sollte. Gegen ein kleines Entgelt verkaufte er das Wasser und viele aus der Umgebung holten es sich. Auch der „Viechdokter Kälberkarl" sei oft dieses Wasser holen gegangen (Franz Vollmeier, Gussendorf).

In jede Medizin leerte er noch einen „Geist", angeblich in jede denselben, weil alle Medizinen „gleich g'rochn" hätten (Franz Schuk, Wetzelsdorf). Ähnlich dem „Höllerhansl" und anderen Heilern versuchte man auch ihn mit „falschem Harn" zu täuschen, was angeblich gelang (Anton Leitl, Wetzelsdorf). Das heißt aber auch, daß er seine Diagnosen aus dem Harn gestellt haben muß.

Frau Oswalds Schwägerin heiratete hierher und litt sehr unter Heimweh. Das schlug sich so stark auf den Magen, daß sie weder essen noch trinken konnte. So ging man zum „Jeithner".

Der konstatierte sofort: „Jo mei, mei liabs Dirndl, du host Heimeah!" Er gab ihr eine Medizin für den Magen und empfahl ihr „dicke"(saure) Milch zu trinken. Das befolgte sie und weg waren die Magenschmerzen (Oswald vlg. Mogl, Kraubath).

Beide „Jeithner" verstarben in den Fünfzigerjahren.

Gabriel Haberschreck der Ältere (1878–1939) vlg. Murifastl und Gabriel, der Jüngere (1910–1991) vlg. Spariweber, der „Hundeschlächter"

Gabriel Haberschreck der Jüngere ist heute noch vielen in Erinnerung, stand er doch im Jahre 1990 im Mittelpunkt eines Skandals. Doch alles der Reihe nach.

Soweit man der Überlieferung glauben kann, begann Gabriel Haberschreck der Ältere mit dem Zahnreißen, nachdem er vom (vlg.) „Wagnerbauer" aus Rosenhof ein „Zangl" erhalten hatte. Gabriel Haberschreck vlg. Murifastl war ein tüchtiger Zahnreißer. Er zog die Zähne meist im Freien, manchmal aber doch auch im Hause. Dem jeweiligen Patienten wurde von hinten von einer weiteren Person der Kopf festgehalten. Zum Spülen gab es reinen Essig oder auch Most, „gegn die wilde Hitz" (Wundfieber?), wie sein Sohn meinte. Als Entlohnung diente meist ein „Packl Tabak".

Zahnreißen sei nicht schwer, meinte sein Sohn Gabriel, man müsse nur den „Gaum(en) obaziagn und gschmeidi (den Zahn) a bisserl drahn". Einst war ein Bauer zum „Murifastl" gekommen, der unter furchtbaren Zahnschmerzen gelitten hatte. Der Doktor in St. Stefan hatte den Zahn nicht reißen können. Der „Murifastl" aber sprengte den Stockzahn in vier Teile und zog jede Wurzel extra heraus!

Was wissen wir vom alten „Murifastl"? Er wurde am 20. März 1878 in Forma, wie Farmi dazumal hieß, geboren. Zwei Jahre vorher, am 22. August 1876, hatte sein Vater Stefan die Bauerntochter Theres Fabian, deren Eltern den Hof vlg. Murifastl in Forma Nr. 80 besaßen, geheiratet. Mit dieser Heirat kam der Vater in den Besitz des Hofes. Er mußte gerade abgerüstet haben, denn er gab bei der Hochzeit stolz an, daß er „Reservemann im k.k. 27. Infantrie-Regiment, 3. Bat., 7. Komp." gewesen war. Damals war Stefan 25, die Braut bereits 34 Jahre alt gewesen! Die Braut war eine gute Partie, Stefan Haberschreck und sein Nachkomme Gabriel wurden auch stets als „Bauern" bezeichnet. Das Ehepaar hatte vier Kinder.

Ein Verwandter war Vinzenz Haberschreck, Schmied auf der Hochstraße. Da Schmiede in der Regel immer über viel Heilwissen verfügten, kann Gabriel vielleicht einiges von ihm gelernt haben, belegbar ist es aber nicht. Guten Kontakt pflegte man aber auch mit Anton und

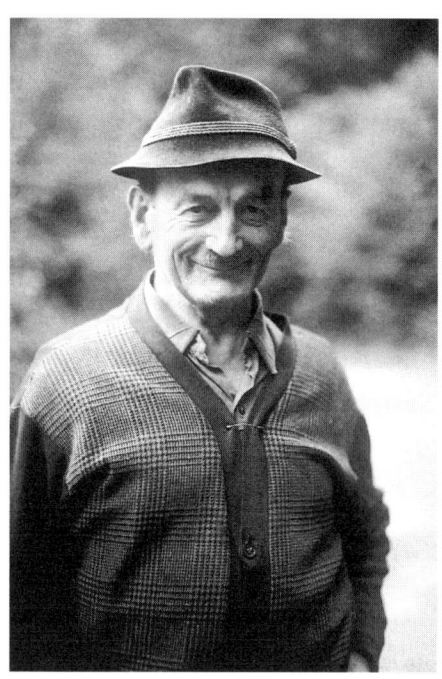

Gabriel Haberschreck vlg. Spariweber (1989)

Rosa Kügerl, die das Anwesen und die Gastwirtschaft „Absetzwirt" am Rosenkogel betrieben. Rosa Kügerl war zudem eine bekannte Heilerin in dieser entlegenen Gegend (vgl. S. 96 ff).

Gabriel der Ältere heiratete Maria Wiedner. Sieben Kinder hatte das Ehepaar. Als drittes wurde am 14. März 1910 Gabriel, der spätere (vlg.) Spariweber geboren. Sein Taufpate war Anton Kügerl, den älteren Bruder Franz hatte schon zwei Jahre zuvor dessen Ehefrau Rosa zur Taufe getragen.

Auch über die Jugend des späteren „Spariwebers" weiß man wenig. Angeblich wollte er, weil ihm das Lernen leicht gefallen war, Pfarrer werden. Da der väterliche Hof aber stark verschuldet war, mußte er durch Maurerarbeiten und Schuhreparaturen Geld dazuverdienen. Das Zahnreißen lernte er vom Vater, dessen „Zangl" in seinen Besitz übergegangen war. Durch Kauf erwarb man schließlich die Spariweber-Keusche. Gabriel Haberschreck war verheiratet, machte den Zweiten Weltkrieg mit und wurde verwundet.

In seiner Umgebung galt Gabriel Haberschreck als ein erfahrener „Bauerndoktor", der Salben und „Geister" selbst nach alten Vorschriften hergestellt und der auch ein umfangreiches Wissen über Kräuter und alte Heilverfahren aufzuweisen hatte. Das hätte er von seinem „Onkel" – von einem Nachkommen des Schmieds ? – gelernt. Sehr geschickt war er bei den Geburten von Kälbern, bei ungefähr 300 Geburten soll er erfolgreich dabeigewesen sein. Ich habe Gabriel Haberschreck im Oktober 1978 noch persönlich kennengelernt, als ich für meine Dissertation über die „Flachsgewinnung im Gerichtsbezirk Stainz" Feldforschung betrieb. Neben Erhebungen zu diesem Thema habe ich, wie immer, auch ihn über Bauerndoktoren und bäuerliche

Heilmittel befragt. Bei letzteren sprudelte es nur so aus ihm heraus und er wußte auch gleich einen alten Lehrspruch:

> „Eßt Bimbernelle, Kranawit und Almeron(?),
> dann bleiben Vieh und Hof verschont.
> („Bimbernelle" /Bibernell; „Kranawit" /Kranabet/Wacholder;
> „Almeron" (?))

Dann brach es kunterbunt aus ihm heraus. Das damals leider nur lückenhaft Aufgezeichnete ist hier unvollständig, aber authentisch wiedergegeben:

Gegen Augenentzündung: Die kuhwarme Milch gleich ins Auge hineinmelken und fest damit auswaschen (das Rezept stamme von einer alten Kuhdirn);
oder: mit „Augentrostkreitli" (Augentrost) und Kamillen einen Tee machen und damit das Auge auswaschen; Auge mit darin eingetauchten „Fetzn" bedecken, fest zudecken und sofort liegen gehen; ja nicht mehr an die Luft hinaus gehen!

Bei Ausfluß: Die Blüten der weißen Taubnessel als Tee getrunken.

Blut als Heilmittel: Wilderer haben früher das Blut von Rehen getrunken; das machte sie stark; nach dem Genuß mußte man aber viel gehen, sonst stockt das Blut und man stirbt!

Gegen „dickes Blut": Brombeerblätter, Knoblauch.

Nach einer Entbindung: Von einer Katze, einer Henne oder einem Hund einer Wöchnerin eine Suppe machen; darin Brot einbröckeln oder Reis einkochen.

Gegen „Güllsucht" (Rotlauf bei Schweinen): Schwalbenwurzenzian.

Bei Halsweh: Buchs(baum)blätter; Blätter in heißes Wasser und kurz aufkochen lassen.

Bei Herzbeschwerden: Sein Ehefrau wäre wie tot dagelegen; da habe er sie mit Hollerschnaps (Holunderblüten in Schnaps angesetzt) abgerieben und geschüttelt; da habe das Herz wieder zu schlagen begonnen; er hat sie dann auch mit Essig immer wieder abgerieben, besonders bei den Schlagadern.

Bei Leberbeschwerden: Ehrenpreistee.

Bei Magenbeschwerden: Kamillentee, Eibischtee.

Neugeborenes: „Wenn a neigeborn's Kind is, soll man vom Votta a Gwond drauflegn, donn hot da böse Feind ka Mocht!"

Wassertreibend: Zinnkraut, „Loaterlfarm"(Adlerfarn), „Windfarmkreitl" (Engelsüßwurzel).
Gegen „Windkolik": Wilde Möhren.
Gegen Würmer: „Roanfl" (Rainfarn).
Letztlich war er der Meinung, daß man Tee nur bei „aufnehmendem (zunehmendem) Mond" trinken soll – und immer nur für kurze Zeit.

Gabriel Haberschreck erzählte mir damals auch von Heilmitteln , die aus Hunden gewonnen wurden. Ich maß dem dazumal, obwohl ich ein Tierfreund bin, nicht die Bedeutung zu, die sie später durch eine Gerichtsverhandlung und durch die Verurteilung Gabriel Haberschrecks erlangen sollte. So erklärte er mir, von Hunden könne man alles verwenden, vor allem das Fett, aber auch das Fleisch. Hundefett müsse man bei Lungenleiden aufs Brot schmieren und so essen, das könnte man auch Pferden geben. Gegen Hämorrhoiden helfe häufiges Baden mit Eibisch und ein Einschmieren mit Hundefett.
Ungefähr zehn Jahre später wurden die Medien auf Gabriel Haberschreck aufmerksam. Vorerst wurde sein Kräuterwissen bewundert. Unter dem Titel „Apotheker der Natur. Kräutermandl in Greisdorf" erschien in der Zeitschrift „Der Steirer" (Nr.1, S.6f., Graz 1988) ein zweiseitiger, reich bebilderter Bericht über ihn. Zu seinem 80. Geburtstag, ein Jahr später, berichtete die „Weststeirische Rundschau" (Nr. 12, 24. März 1990, S. 8) von einer Ehrung durch die Gemeinde Greisdorf. Darin hieß es: „Dieser als Heilpraktiker weithin bekannte Mann, ein Profi aus Erfahrung bei Mensch und Tier – er hat schon bei ca. 300 Geburten beim Rind erfolgreich mitgewirkt – schwört auf Naturprodukte ohne Chemie! Ein Mann, der sich berufen fühlt!"
Doch seit Jahresbeginn stand Gabriel Haberschreck bereits in einem schrägen Licht. Mit der Titelseitenüberschrift „´Naturheiler´ als Hundeschlächter" berichtete „Die Große Grazer Bildzeitung" (Nr. 34/1, Jänner 1990, Titelblatt und S. 3) vom spurlosen Verschwinden von Hunden in der Umgebung von St. Stefan o. St.. Die Zeitung hatte nun recherchiert, daß Gabriel Haberschreck nicht nur auf die Heilkraft von Hundefett und Hundefleisch schwöre, sondern daß man dieses bei ihm bekomme bzw. immer schon bekommen habe. Zu dieser Zeit waren auch zwei Frauen beim Spazierengehen an seinem Gehöft vorbeigekommen und hatten ihn beim Abhäuten eines Hundes erwischt. Einen

Bernhardiner konnten sie vor diesem Schicksal gerade noch bewahren. Auch das war in diesem Bericht zu lesen.

In ihrer nächsten Nummer (Nr. 35/1/ März 1990, S. 5) berichtete diese Zeitung über ihre Anfrage bezüglich der Heilkraft von Hundefett beim „Institut für experimentelle und klinische Pharmakologie" an der Universität Graz. Die Antwort des Pharmakologen lautete wie folgt:„Die Einnahme von Hundefett zur Behandlung von diversen Lungenerkrankungen muß aufgrund des Wissensstandes geradezu als absurd bezeichnet werden und ist auch aus Gesundheitsgründen abzulehnen".

Im April brachte dann noch der „Wiener" eine zweiseitige Reportage („Der Hundeschlächter" In: Der Wiener, April 1990, S. 58f). Hier wurde auch bereits von einer Anzeige gegen Gabriel Haberschreck berichtet, der bald schon eine Gerichtsverhandlung folgte. „Die Große Grazer Bildzeitung" berichtete dann in ihrer Maiausgabe (Nr. 37/1/ S. 6), daß Haberschreck zu 3 Monaten Gefängnis bedingt auf drei Jahre verurteilt worden war.

Gabriel Haberschreck verstarb ein Jahr später.

Die „Boahoaler"

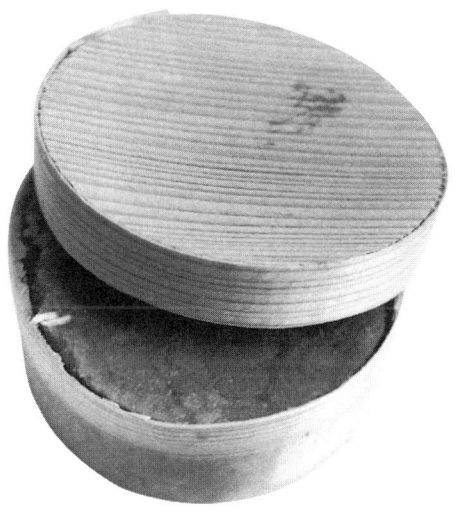

Im 19. Jahrhundert unterschied man streng zwischen Doktoren der Heilkunde und jenen der Chirurgie. Natürlich konnte man auch beides sein. Charakteristisch war jedenfalls für beide die Niederlassungsfreiheit. Es gab auch „Magister der Chirurgie", gleichfalls mit Niederlassungsfreiheit.

Daneben gab es das „approbierte Sanitätspersonal", das waren die sogenannten „Patrone der Chirurgie", die Hebammen, die Tierärzte und die Kurschmiede. Diese waren an einer inländischen Lehranstalt „approbiert" worden und durften nur an jenen Orten, an denen sie durch Gewerbebesitz oder Niederlassungsbewilligung ihre Berechtigung erlangt hatten, die Chirurgie und – oft in Ermangelung graduierter Ärzte – auch die interne Heilkunst ausüben. Die früheren „Wundärzte" waren aus den alten Badern hervorgegangen und wurden nach ihrer Approbierung zu „Patronen der Chirurgie". Es gab letztlich auch noch „chirurgische Gehilfen", die mit einem Lehrbrief versehen meist in Barbierstuben ihren Dienst verrichteten.

In den Gemeinden am Lande wirkten meist „approbierte Wundärzte", selten richtige Ärzte. Sie übten ihre Tätigkeit als ein Gewerbe, als ein Real- oder Personalgewerbe aus, wobei ihnen bestimmte Dörfer für ihre Tätigkeit zugewiesen wurden. In Ermangelung von Ärzten wurde ihnen auch ein Teil des öffentlichen Sanitätsdienstes anvertraut, so z. B. die Behandlung kranker Armer, die Kuhpockenimpfung oder die Leichenschau.

Mathias Macher[1] stellte dazu fest: „Ein großer Uebelstand ist, daß die meisten dieser Gewerbe und Niederlassungen nur in wolhabenden und für die Praxis bequemen Gegenden zusammengedrängt sind, während die armen Gebirgsbewohner an ärztlicher Hilfe empfindlichen Mangel leiden" (vgl. Mathias Macher, Medizinisch-statistische Topografie des Herzogtumes Steiermark, S. 184).

Das, was hier Mathias Macher feststellt, deckte sich durchaus mit den Erzählungen der Informanten, die von Verletzungen der Bergbauern im Gebiet der Pack, der Koralpe, vom Rosen- und Reinischkogel berichteten. Vielfach war es auch in den Talschaften und in den Dörfern nicht besser.

---

1 Mathias Macher (geboren am 8. 1. 1793 in Oisnitz, gestorben am 27. 6. 1876 in Graz), ein zu dieser Zeit sehr verdienstvoller Arzt und rühriger Schriftsteller

So war Selbsthilfe ganz selbstverständlich. Ganz natürlich gab es da Personen, die sich durch eine besondere Geschicklichkeit auszeichneten. Man nannte sie „Beinheiler", „Boahoaler" im hiesigen Dialekt. Die Abgeschiedenheit brachte es wahrscheinlich mit sich, daß man das Können und Wissen innerhalb der eigenen Familie weitergab, sozusagen als eine Strategie für das Überleben. Daher waren Heilerfamilien hier nicht selten.

Diese Familien waren oft in Besitz einer besonderen Salbe oder einer ebensolchen Einreibung. Die Rezeptur derselben war Familiengeheimnis und trug durch diese Tatsache schon viel zum jeweiligen Ruhm des Heilers bei. Sofern die überlieferten Bestandteile der wahren Zusammensetzung dieser „Wundermittel" entsprachen, hatten die Salben meist verschiedene tierische Fette, die aus Tieren der Umgebung der Heiler gewonnen worden waren, zur Grundlage. Es fällt auf, daß unter den tierischen Fetten oft das von Hunden verwendet wurde. So betrachtet war der bereits erwähnte Gabriel Haberschreck, der deswegen mit dem Gesetz in Konflikt kam, durchaus kein Einzeltäter.

Harze (Peche), eventuell aetherische Öle und vielfach die Wirkstoffe aus den Wurzeln einheimischer Pflanzen wurden dann in die Salbe eingearbeitet. Bei den Einreibungen wurden dagegen oft schon Tinkturen und „Geister" aus der Apotheke verwendet. Bei den Salben fällt ganz besonders auf, daß sie sich in ihrer Zusammensetzung eigentlich alle immer wieder sehr ähnlich waren. Die Abbildung auf Seite 93 zeigt eine typische Spanholzschachtel mit einer Salbe zum „Boahoaln" aus der Gegend von Gleinstätten (im Besitz des Landesmuseums Joanneum, Landwirtschaftliche Sammlung Schloß Stainz).

Durchwegs wurde von den Behandelten das besonders gute Tastgefühl der „Boahoaler" hervorgehoben. Selbst den kleinsten Knochensplitter hätten sie gespürt. Schlecht eingerichtete Brüche – das war in der Regel nie durch einen Heiler geschehen – wurden unter großen Schmerzen der Betroffenen abermals gebrochen und nun „richtig" eingerichtet. Man muß hier aber auch feststellen, daß sicher so mancher „Bruch" bloß eine Sprengung, Verrenkung oder Prellung gewesen war.

Von all diesen „Boahoalern" wurden wahre Wunderdinge berichtet. Mir ist keine einzige negative Erzählung zu Ohren gekommen. Trotzdem wird es auch „Opfer" gegeben haben, die man aber der Vergessenheit anheimfallen ließ. Die fern von jeglicher Hygiene durchgeführte Wundbehandlung muß ganz einfach auch genügend Opfer an Tetanus- und Gasbrandtoten gefordert haben!

Mutter und Sohn: Rosa Kügerl, die Absetzwirtin, und Anton Kügerl, der „Kügerl-Toni"

Rosa Kügerl[1] (1864–1930), die Absetzwirtin

Es war Rosa Kügerl von Geburt aus nicht vorbestimmt, daß sie dereinst als erfahrene Helferin in der rauhen Welt der Bergbauern und Holzknechte am Rosenkogel wirken werde. Selbsthilfe und, wo es nicht mehr anders ging, verläßliche Nachbarshilfe, waren die einzigen beiden Möglichkeiten, um hier überleben zu können. Und Rosa Kügerl war vielseitig begabt, sie half bei Krankheiten von Mensch und Tier, sie richtete Brüche ein und versorgte Verletzungen, sie war Hebamme und übernahm zudem die Tätigkeiten, die anderswo der Bestattung zukamen.

Als Rosa Ofner wurde sie am 31. August 1864 in Kreuzberg Nr. 19 (Pfarre Edelschrott, Bez. Voitsberg) geboren. Soweit wir es wissen, beschäftigte sich weder der Vater Leonhard, ein Zimmermann, noch die Mutter Katharina, geb. Wagner, mit dem Heilen. Vor Rosas Geburt lebten diese als Inwohner in Modriachwinkel beim vlg. Stampflbauer.

Rosa arbeitete anfangs als Dirn bei mehreren Bauern in St. Stefan ob Stainz und wurde dann „Wirtschafterin" am Hofe vlg. Scherrbauer, Rosenkogel Nr. 49. Am 10. Jänner 1893 heiratete sie dann Anton Kügerl, den Besitzer dieses Hofes. Doch man bewirtschaftete dieses Anwesen nicht lange, man verkaufte es und erwarb das Anwesen vlg. Pletteripeter, Rosenkogel Nr. 38. Aber auch dieses Anwesen verkauften sie nach einiger Zeit und erwarben den vlg. Absetzer. Der lag bereits über 1200 Meter hoch, ganz oben am Rosenkogel. Mit dem Anwesen verbunden war eine kleine Gastwirtschaft, die noch heute als „Absetzwirt" besteht. Dort oben schenkte sie sechs Kindern, drei Buben und drei Mädchen, das Leben.

---

1 Das Foto auf dem Buchumschlag zeigt Rosa Kügerl im Kreise ihrer Familie. Rechts stehend Anton Kügerl.

Hier heroben in der Bergeinschicht hat sie sich nun ihr Wissen selbst angeeignet. Sie wurde alsbald zu Beinbrüchen geholt und zu Geburten. Sie wurde auch zum kranken Vieh gerufen, wo sie mittels der Harnschau deren Krankheiten festzustellen versuchte.

Die Familienüberlieferung wußte zu berichten, daß Rosa Kügerl ihr Wissen über das Einrichten von Beinbrüchen, das Versorgen von Zerrungen, Prellungen, Verstauchungen, aber auch von Wunden vom „Boahoaler-Hansele" hatte. Dieser hieß mit bürgerlichem Namen Johann Gössler und war in Herzogberg nahe Modriach zu Hause gewesen. Im Bereich Modriach – Rosenkogel gab es mehrere alte Saumpfade, die aus dem Kärntnerischen nach Deutschlandsberg oder Stainz führten. So war es sicher nicht ungewöhnlich, daß Johann Gössler, der häufig zu Beinbrüchen gerufen wurde und daher viel unterwegs war, auch bei der „Absetzwirtin" zukehrte. Dieser Johann Gössler, von ihm wird in einem eigenen Abschnitt noch die Rede sein, war berühmt für seine Einreibung, den sogenannten „Ofnermichlgeist" (vgl. S. 107 ff).

Das Geheimnis der Herstellung einer solchen Einreibung wird üblicherweise in der Familie sorgsam gehütet, um so verwunderlicher war es, daß Rosa Kügerl dieses nachweislich kannte! Aber auch da wußte die Familienüberlieferung Bescheid. Angeblich habe die „Absetzwirtin"

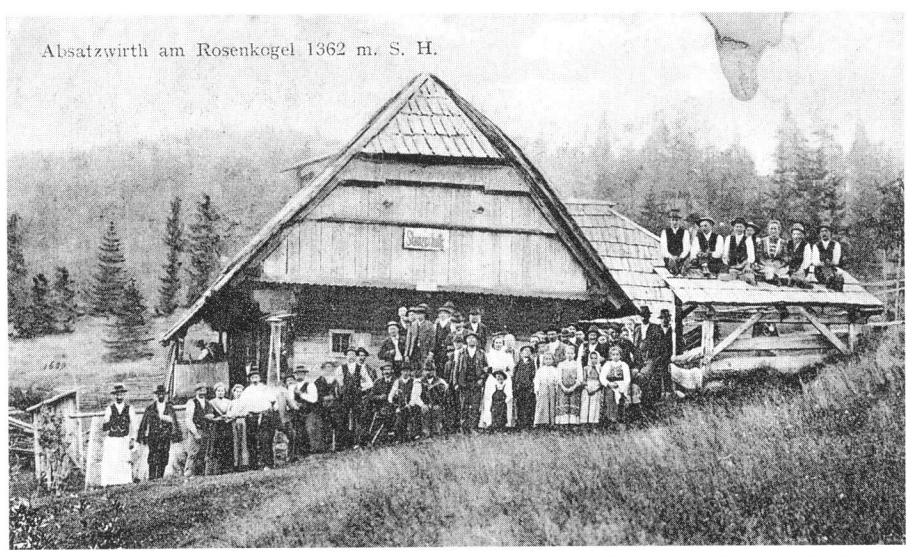

Der Absetzwirt am Rosenkogel, 1362 m Seehöhe (Schwarzweiß-Ansichtskarte, Friedrich Krobath, Wildon).

ihn eines Tags „angewassert", d.h. betrunken gemacht und ihm so das Geheimnis entlockt.

Rosa Kügerl kannte eine Reihe von Salben, Einreibungen, Pulvern und Mittel der Volksmedizin, die sie in einer Art Rezeptsammlung in einem Heftchen, es handelte sich dabei um ein Steuerbüchel aus dem Jahre 1909, mit Bleistift vermerkt hatte. Diese Sammlung ist heute noch im Besitz ihrer Nachkommen.

Alle Medizinen wurden von ihr und später von ihren Nachfahren selbst hergestellt, die pflanzlichen Bestandteile wurden, sofern es möglich war, selbst gesammelt, so z.B. Hauswurz, Sanikel, „Lichtwurzn" (?) u.a.. Manche wuchsen, wie Eibisch und Liebstöckel, auch im Bauerngarten. Einige Rezepturen enthielten Kampfer, welchen man sich in Stainz besorgte.

Natürlich behandelte Rosa Kügerl auch Knochenbrüche von Tieren. Nach dem Einrichten des Bruchs rieb sie die Stelle mit „Ofnermichlgeist" ein. Dann „spriggelte" (schiente) sie mit Holzspänen; manchmal gab sie eine „Boasalbn" (Knochenheilsalbe) drauf, welche die Heilung fördern sollte.

Sehr geschätzt war ihre große Erfahrung als Hebamme. Erinnerlich war den Gewährsleuten, daß sie am Wochenbett auch geräuchert habe und zwar mit Spinnweben und einem Kalenderblatt aus dem „Steirischen Mandlkalender".

Räuchern hat meist mit Abwehr zu tun. Verbrennt man dabei noch ein Blatt mit den Abbildungen zahlreicher Heiliger, kann das die abwehrende Wirkung nur noch verstärken. Die Deutung der Spinnweben hingegen ist schwierig, doch haben sie in der Volksmedizin meist eine blutstillende Wirkung, hier traten wieder uralte Glaubensvorstellungen zutage.

Ums Räuchern ging es auch, als einmal Gäste der „Absetzwirtin" einen Streich spielten. Sie habe sich einmal, schon recht müde, im einzigen Raum des „Absetzers", der Rauchstube, niedergelegt. Eine lustige Gästeschar („Lumpeler") wäre da gewesen und hätte nun die Schlafende „angracht" (angeräuchert). Unter deren Gelächter wäre diese munter geworden und habe ärgerlich die Gäste „resolut außiteiflt" (hinausgeworfen) (Josefa Kügerl, Marhof).

Als sie schon älter geworden war, wurde sie bei der Hebammenarbeit von ihrer Schwiegertochter Maria geb. Oswald tatkräftig unterstützt. Sie half ihr auch beim Zurechtrichten der Verstorbenen für die Aufbahrung. Rosa Kügerl hat für die Aufbahrung der Toten auch ein Leichentuch gespendet und selbst rot bestickt. Man würde eigentlich eine schwarze Stickerei erwarten, da schwarz als rituelle Trauerfarbe gilt. Da die Stickerei aber von roter Farbe war, hatte sie eine abwehrende Funktion – auch hier kam wieder eine alte Glaubensvorstellung zum Vorschein.

Josefa Kügerl, die Ehefrau eines Enkels der Rosa Kügerl, wußte auch eine schaurige Geschichte zu erzählen, die offenbar Familienerzählgut war. Vor seiner Aufbahrung wurde jeder Tote gewaschen. Das wäre noch heidnisches Brauchtum gewesen, um das Böse wegzuwaschen. Der Tote wurde dazu auf einen Sessel gesetzt. Nach dem Waschvorgang wurde er aufgebahrt. Beim „Blasbauern" hatte man einmal einen schlechten Schragen erwischt und während die Frauen mit dem Trauerschmuck beschäftigt waren, wäre dieser Schragen zusammengebrochen und der Tote heruntergefallen. Furchtbar erschreckt darüber wären beide Frauen aus dem Haus geflüchtet.

Mit den Worten „Miazl, jetzt muaßt du gehen, i kann nimma so" überließ sie die Hebammenarbeit und die des Leichenwaschens ihrer Schwiegertochter Maria. Sie selbst blieb Wirtin bis zu ihrem Tode am 26. Oktober 1930.

Anton Kügerl (1898–1957), der "Kügerl-Toni"

Von den sechs Kindern der Rosa Kügerl war es vor allem ihr am 25. Mai 1898 geborener Sohn Anton, den die Mutter offenbar für den Begabtesten hielt. Auch nach seiner Eheschließung am 4. Februar 1929 in St. Stefan o. St. mit Maria Oswald, Dienstmagd aus Sierling, blieb er am heimatlichen Hof. Seine Ehefrau unterstützte, wie wir ja schon wissen, die alternde Rosa Kügerl sehr. Als das Ende der Mutter nahte, pflegte Sohn Anton sie liebevoll bis zu ihrem Tode.

Bald schon lebte der Vater mit einer anderen Frau zusammen, man wirtschaftete ab und schließlich verjagte der Vater 1934 den Sohn vom Hof. Anton Kügerl zog als „Inwohner" in der „Kramerkeuschn" (Rosenkogel Nr. 48) ein und verdiente als Holzarbeiter seinen Lebensunterhalt. Weitere Jahre hauste er dann am Rosenkogel in der „Ingerlkeuschn" und hatte auch das „Glück", in beiden Weltkriegen einrücken zu müssen.

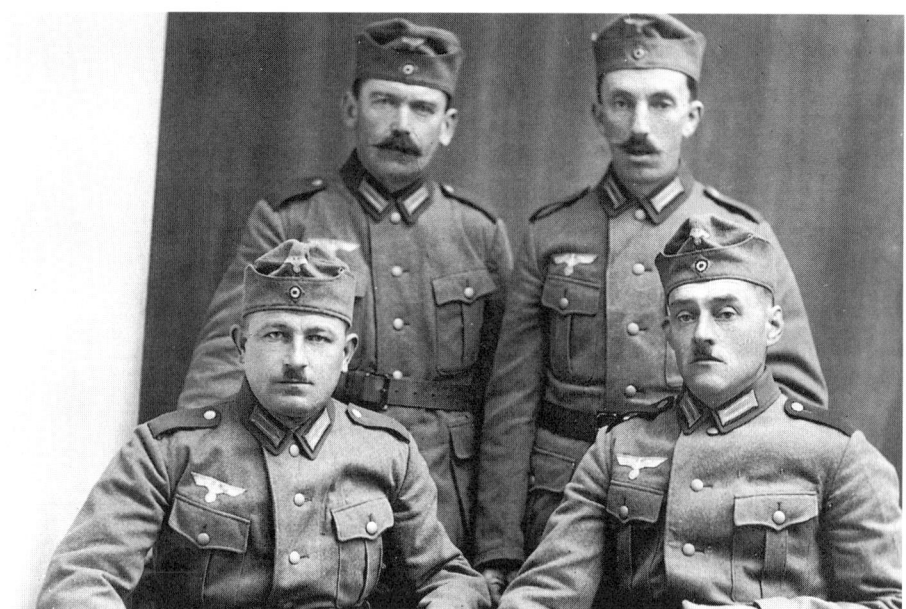

Anton, der Sohn der Rosa Kügerl (rechts stehend), als Soldat im Zweiten Weltkrieg im Kreise von Kameraden.

Gerade als Holzarbeiter, der stets in der Bergwildnis zu arbeiten gezwungen war, war ihm das einst von der Mutter übermittelte Wissen sehr dienlich. Viele Gewährsleute berichteten, daß er besonders Knochenbrüche ausgezeichnet behandelt habe. Berühmt sei seine „Boasalbn" gewesen, deren pflanzliche Bestandteile er immer selbst gesammelt habe. Verrenkungen, Verstauchungen, Quetschungen, alles behandelte er gegen eine freiwillige Spende.

Der Sohn von Maria Hasewend, Bäuerin am Hofe vlg. Schilling in Salleggg, habe sich dereinst den Arm gebrochen. Man holte den „Kügerl-Toni". Der richtete sachkundig den Bruch ein, gab eine „Boasalbn" hinauf und „spriggelte" (schiente) den Arm. Immer wieder öffnete er zwischendurch die Schienung und rieb den Arm mit „Ofnermichlgeist" ein. Nach vier Wochen war der Bruch geheilt.

Der „Kügerl-Toni", unter diesem Namen war er rundum bekannt, war nicht nur ein guter „Boahoaler", gerne wurde er auch zum kranken Vieh geholt, sei es bei Brüchen, sei es daß eine Nachgeburt nicht abging. Schwiegertochter Johanna Kügerl aus Marhof erinnerte sich, daß er einmal zu einer Kuh gerufen wurde, deren Drüsen auf der einen Kopfseite stark angeschwollen waren. Der „Kügerl-Toni" sammelte schwarze Schnecken, gab sie in ein Glas und stellte dieses in die Sonne. Die verwesenden Schnecken hätten fürchterlich gestunken. Damit schmierte der „Kügerl-Toni" die Kuh dann ein und nach mehreren Tagen war deren Geschwulst weg.

Auch Maria Hasewend vlg. Ruaperl aus Niedergrail erinnerte sich, daß einmal eine ihrer Säue rote Flecken bekommen habe. Der herbeigeholte „Kügerl-Toni" habe der Sau warmen Most eingegeben, habe sie mit einer Decke zugedeckt und schwitzen lassen. Nach drei Tagen war die Sau wieder gesund.

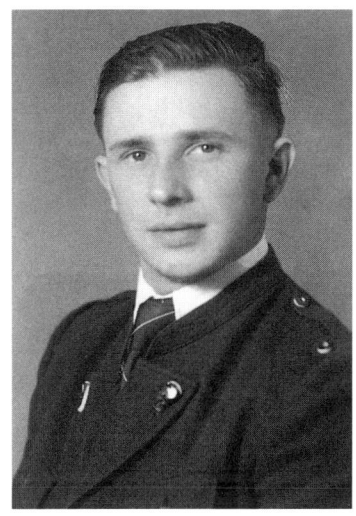

Franz Kügerl, der Enkel der „Absetzwirtin"

Josef Klug vlg. Kramer vom Rosenkogel, wo der „Kügerl-Toni" längere Zeit als „Inwohner" gelebt hat, erinnerte sich, daß dieser oft Beinbrüche von Schafen behandelt habe. Stets habe er die Brüche auch hier mit „Boasalbn" eingeschmiert und dann „gespriggelt".

Er habe – angeblich – auch gewildert und gerne „schwarz" gefischt, aber das war sicher nichts Außergewöhnliches in dieser Bergeinsamkeit und zu dieser Zeit.

Auch der „Kügerl-Toni" gab sein Wissen an seinen Sohn Franz (1927–1998) weiter, weil dieser sehr daran interessiert war. Doch war das wider die Zeit. Franz Kügerl hatte natürlich Angst, angezeigt zu werden. Zudem waren die meisten Bauern bereits krankenversichert und benötigten nicht mehr die Hilfe eines „Boahoalers". So hütete er als kostbaren Schatz das „Rezeptbüchl" seiner Großmutter Rosa Kügerl, in dem einige Heilvorschriften von ihr selbst aufgezeichnet worden waren.

Dieses „Buchl", es ist eigentlich ein Heftchen von ca. 14 mal 20 cm Größe, hat einen dunklen Einband und 14 Seiten. Alle Innenseiten waren bedruckt, um steuerliche Belange eintragen zu können. Auf der ersten Innenseite war im vorgegebenen Text beim Steuerjahr die Zahl 1909 eingetragen worden, so daß das „Büchlein" nicht vor diesem Zeitpunkt als Rezeptsammlung benützt worden sein konnte.

Die Rezepte selbst waren in kurrenter Schrift und mit Bleistift geschrieben. Sie sind nun hier in der Reihenfolge ihrer Eintragung und mit allen orthographischen Fehlern wiedergegeben. Zur besseren Lesbarkeit jedoch wurden Satzzeichen wie Beistriche und Punkte eingefügt. Sofern es sich zudem als notwendig erwies und überhaupt möglich war, wurden die bäuerlichen Bezeichnungen mit schriftdeutschen bzw. pharmazeutischen Bezeichnungen zu erklären versucht:

Einreibung:		Erklärung:
Englischer Balsam	6 Liter	Kampferhaltiges Seifenliniment, Opodeldok, Linimentum saponato-camphoratum.
Weingeist	3 Liter	
Pfeffergeist	1½ Liter	Spanisch-Pfeffertinktur, Tinctura Capsici.
Salmiakgeist	¼ Liter	Ammoniakflüssigkeit, Liquor Ammonii caustici.
Terbentinöhl	1½ Liter	Terpentin, Aetheroleum Terebinthinae rectificatum.
Mirngeist	1 Liter	Myrrhentinktur, Tinctura Myrrhae.
Asankgeist	1 Liter	Asanttinktur, Tinctura Asae foetidae.
Regenwurmöl	1 Liter	Johanniskrautöl, Oleum Hyperici.

Auffallend war hier die große Menge (15¼ Liter!) der erzeugten Einreibung. Wie sich nachher zufällig herausstellte, handelte es sich dabei um den „Ofnermichlgeist". Dieser wird heute noch in der Köflacher Apotheke „Zum heiligen Schutzengel" erzeugt, nach Apotheker B. Wölfler schon seit seines Großvaters Zeiten, also seit 1916. Man wisse aber nicht, wie der Großvater zur Zusammensetzung dieser Einreibung gekommen sei. Unter Weglassung der Mengenangaben sei zum Vergleich mit der Vorschrift aus Rosas Kügerls „Rezeptbüchl", die Apothekenrezeptur aus dem Jahre 1916 hier wiedergegeben:

Tinctura balsamica („Balsamische Tinktur")
Tinctura Capsici
Tinctura Asae foetidae
Weingeist
Ammonium concentratum
Tinctura Myrrhae
Oleum Hyperici
Aetheroleum Terebinthinae rectificatum

Einzig der „Englische Balsam" war nicht ident mit der „Balsamischen Tinktur". Die heute noch verwendete Apothekenrezeptur unterscheidet sich von der aus dem Jahre 1916 nur durch geänderte Mengenangaben!

Weitere Rezepturen lauteten:

Schwarze Salbe:		Erklärung:
Baumöhl	1 kg 20dkg	Olivenöl, Oleum Olivae.
Feldrübensaft	1 Liter	(?)
Minium	56 dkg	Mennige, Plumbum oxidatum rubrum.
Kampfer	7 dkg	
Weingeist	1/16 Liter	
Berufinnischer Balsam	7 dkg	Perubalsam, Balsamum peruvianum.

Kopfwehpulver:		Erkläung:
Schwindelpfeffer	3 dkg	(?)
Sternanis	3 dkg	Fructus Anisi stellati
Kuliando	3 dkg	Koriander, Fructus Coriandri.
Lafendelgeist	70 gram	Lavendelgeist, Spiritus Lavandulae.
Nüsse	9 bis 11 Stück	

Abführmittel:	Erklärung:
Arachsulze (?)[1]	(?) Attichsulze, Succus Ebuli (leicht giftig!).
Krametbeersulze	Wacholderbeersulze
Hollersulzen	Holundersulze
Kreuzbeersulzen	Kreuzdornfrucht, Fructus Rhamni catharticae
Laxier	gemeint wohl Laxans, also ein abführendes Mittel.

---

[1] Sulze, auch Salze, Fruchtsalze: Verdickter Saft aus Früchten.

Abführmittel:	Erklärung:
Senfblätter	Sennesblätter, Folium Sennae.
Mana	Eschen-Manna, Manna.
Tannenrinde	Tamarindenmus, Pulpa Tamarindorum depurata.
Weinstein	saures, weinsaures Kalium, Kalium hydrogentartaricum.
Laxier	

Für Kühe, die nicht bleiben
10–12 spanische Fliegenessenz daruntermischen. Tinctura Cantharidi (?)

Roste Salbe:		Erklärung:
Baumöhl	3/8 L(iter)	
Wachs	4 dkg	
Kampfer	4 dkg	
Kerkermehl	10 dkg	(?)
Kölnische Kreide	10 dkg	(?)
Zwei Eierdotter		

Salbe:		Erklärung:
Kampfer	35 dkg	
Asank	20 dkg	Stinkasant, Teufelsdreck, Asa foetida.
Kranawetöl	1 Lot[1]	Wacholderöl, Aetheroleum Juniperi.
Terpantinöl	1 Lot	

Für Leberverhärtung:	Erklärung:
Mirngeist, Asankgeist, Regenwurmöl.	

Grüne Krametbersalbe, Krätzensalbe:	Erklärung:
Butterungewaschen	ungewaschene Butter.
Schwefelblütte	gereinigter Schwefel, Sulfur depuratum.
Krametöl	
etwas Salz	
blauer Galitzenstein	Kupfersulfat, Kupfervitriol, Cuprum sulfuricum

---

1 Ein Wiener Pfund (Handelspfund) hatte eine Masse von 560,060 g.
Ein Pfund hatte 16 Unzen oder 32 Lot.

Salbe für Beinbruch:	Erklärung:
Nußwurzen, Eibischwurzen	
Saniklwurzen	Sanikelwurzel, Radix Saniculae.
Akerkampfer	(?)
Kleten	Klettenwurzel, Radix Bardanae.
Wegerich	verschiedene Spitzwegerich-Arten.
Richtwurzen	Zaunrübe, Radix Bryoniae (Vorsicht!)
Schmer	Schweineschmalz
altes Dachsspeck	
Rindschmalz, Terbantinöl	
Kramatöl, Fichtenpech	
Lerchenpech	
Ferchenpech	zweimal Fichtenpech? Event. von Kiefer?
Kampfer	
Asank	
etwas Salz	
Wachs, Hirschninschlitt	Unschlitt, Hirschtalg, Sebum cervinum.
Dachsfett, Schafinschlitt	
Bei(n)mark	(Rinder-) Knochenmark, Medulla (Tauri).

Für Husten:

Frisch gele(g)tes Ei trinken.

Für Urinwaßa:

Schale essen, Reines Terpantinöl trinken.

Augenweh:	Erklärung:
Weißer galitzstein	Zinksulfat, Zincum/Vitriolum sulfuricum.
weißer zuker	

Sivilitisch:	Syphilitisch:
Blauer Galitzenstein	
oder weiß, abwaschen.	
Wasser auflößen.	

Abführmittel:	Erklärung:
Batika in Schnaps einweiken Batika.	Patika, (Barbados-) Aloe, Aloe hepatica.
Iignatibohnen mit Wasser.	Ignatiusbohnen, Fabae St.Ignatii (giftig!).

Teerpflaster:	Erklärung:
Sanikelwurzen	
Eibischwurzen	
Einhakenwurzen	Eberwurz, Silberdistel, Radix Carlinae.
Schwarzwurzen	Beinwellwurzel, Radix Consolidae.
A........wurzen	
Halandwurzen, werden zerschnieden und in Fichtenbech, Lerchenpech gesotten, in welchen Hirscheninßlitt, Wachs	Liebstöckelwurzel, Radix Levistici.
Tanenöl	(?)
Amasgeist	Ameisengeist, Spiritus Acidi formicici.
Kampfer,Terpantinöl gegossen.	

Beinsalbe:	Erklärung:
Rindschmalz, Schmer, Inslitt Pein Mark, Absank, Kampfer	
Leinsen	Leinsamen, Semen Lini.
Meerzwiffel Saft	Meerzwiebelsaft, Oxymel Scillae. (Vorsicht!).
Sanikelwu(r)zen	Radix Polygonati
Weiswurzen	
Pfingstroßenblütten, Eiwisch	
Frauensalfer	Frauensalbei, Balsamkraut, Herba Balsamitae.
Schwarzwurzen	
Klettenwurzen, Haland.	

...........salbe:	
1 Eidoter Terbentinöl, Salz.	

Vater und außerehelicher Sohn: Johann Gössler vlg. Ofnermichl und Jakob Bernsteiner vlg. Pilz

Johann Gössler vlg. Ofnermichl, der „Boahoaler-Hansele" (1850–1928)

Bei der Lebensgeschichte der Absetzwirtin Rosa Kügerl haben wir von ihm schon gehört, von Johann Gössler vlg. Ofnermichl, den man auch „Boahoaler-Hansele" nannte, der eine Einreibung herzustellen wußte, die bei Knochenbrüchen, Zerrungen und ähnlichem wahre Wunder bewirkt haben soll. Der schlauen Absetzwirtin gelang es einst, so erzählte es wenigstens die Überlieferung, den „Boahoaler-Hansele" so unter Alkohol zu setzen, daß er ihr das Geheimnis der Zusammensetzung verraten habe. Wahr ist auf jeden Fall, daß die Vorschrift für jene Einreibung, die noch immer seinen Namen trägt und noch heute, nur wenig abgeändert, in der Apotheke „Zum hl. Schutzengel" in Köflach erworben werden kann, weitgehend ident ist mit jener, die man im Rezeptbüchl der Rosa Kügerl finden kann.

Wer war nun dieser Johann Gössler? Am Hofe vlg. Christoph-Bauer, Herzogberg Nr. 31, wurde er als Sohn des Franz und der Magarethe Gössler am 25. Juni 1850 geboren. Dort wuchs er auf, übernahm aber nicht den väterlichen Hof, sondern wurde Holzmeister in Modriach.

1909 kaufte er sich nahe Ligist in Oberwald Nr. 38 das Anwesen vlg. Ofnermichl. Das erklärt somit auch einen seiner Spitznamen. Da er nicht groß an Gestalt war, erhielt er in Verbindung mit seiner Fähigkeit Knochenbrüche aller Art ausgezeichnet einzurichten und zu heilen einen weiteren Spitznamen, nämlich „Boahoaler-Hansele". 59jährig heiratete er am 31. Jänner 1910 in Ligist seine von der Pack stammende Wirtschafterin Maria Lebenpass. Der Altersunterschied der beiden betrug 35 Jahre! Dieser Ehe waren eine ganze Reihe von Kindern beschieden, schon über 70 Jahre alt, wurde er noch dreimal Vater!

Als junger Bursch hatte er eine Beziehung zu Elisabeth Bernsteiner aus Modriach angeknüpft, die auch nicht ohne Folgen geblieben war. Sie gebar ihm 1885 einen Sohn, den man Jakob taufte und der später als vlg. Pilz ganz in die Spuren seines Vaters als „Boahoaler" trat.

Allgemein wurde der „Ofnermichl" als dicklicher, kleiner und eher ruhiger Mensch geschildert, der gerne mit seinen Kindern gespielt und gesungen habe.

Wegen Kurpfuscherei habe er mehrfach Schwierigkeiten gehabt, das erste Mal sei er zu einer Woche, das zweite Mal zu zwei und das dritte Mal zu drei Wochen Arrest verurteilt worden. Wegen seines damals schon hohen Alters habe er aber die letzte Strafe nicht mehr antreten müssen. Er starb am 20. Dezember 1928.

Das „Boahoalen" habe er sich selbst angeeignet, als er sich einmal eine Hand oder einen Fuß, das weiß man nicht mehr so genau, gebrochen hatte. Das war noch in Modriach gewesen, als er dort Holzmeister war. Sein großes Geschick im Umgang mit Knochenbrüchen sprach sich aber schnell herum. Als er dann nach Oberwald zog, kamen ihm viele „Patienten" nach.

Seine Tochter Genoveva, verehelichte Trummer aus Oberwald, und mehrere andere Gewährsleute erinnerten sich noch gut, wie der „Ofnermichl" die Brüche behandelt hatte: Er benötigte zum Einrichten meist einen Helfer, der am entsprechenden Gliedmaß leicht und vorsichtig zog. Der „Ofnermichl" betastete in der Zwischenzeit vorsichtig den Bruch und richtete ihn ein. Danach hat er ihn mit seinem „Geist" eingerieben. Eine selbstgemachte Salbe wurde auf ein Leinentuch aufgebracht und dann der Bruch damit umwickelt.

Der „Ofnermichl" richtete nun "Holzspandln" zurecht, um den Bruch damit zu „spriggeln" (schienen). Die „Spandln" wurden stets neu hergestellt, weil sie bei jedem Bruch eine unterschiedliche Länge haben konnten und genau passen mußten. Das Holz zum Schienen stammte von Föhren-, Fichten- oder Edelkastanienbäumen.

So wie bei den Menschen behandelte der „Ofnermichl" auch die Beinbrüche von Tieren, vor allem zu Pferden holte man ihn gerne.

Zu dieser Zeit war es nicht selten, daß Leute mit schlecht heilenden Brüchen oder solchen, die schlecht eingerichtet waren, zu ihm kamen. Aus heutiger Sicht ist es schwer zu beurteilen, ob damals wirklich vielfach von Ärzten die Brüche so schlecht versorgt wurden. Jedenfalls wurde es von den Gewährsleuten oft erzählt.

Schlecht eingerichtete Brüche mußten wieder gebrochen und neu eingerichtet werden. Bei Armbrüchen beispielsweise lenkte der „Ofnermichl" die Leute ab, meist hieß er sie zum Fenster hinausschauen, ergriff dann mit beiden Händen den Arm und brach ihn über'm Knie neu. Dann versorgte er ihn wie üblich.

Johann Gössler ließ sich den „Ofnermichl-Geist" in der Köflacher Apotheke herstellen, hatte immer einen Vorrat davon zu Hause und gab allen Leuten, die ihn wegen eines Bruchs aufsuchten, ein kleines Fläschchen mit. Als Honorar bekam er meist Naturalien, z.B. Bohnen oder Kukuruz, selten bezahlten man ihn mit Geld.

Neben dem „Ofnermichl-Geist" verwendete er einige Salben, Wund- und Heilsalben, die er zu Hause selbst herstellte. Er sammelte auch persönlich die Kräuter dazu, meist verwendete er aber nur deren Wurzeln. Seine Tochter Genoveva, die eine Salbe für den eigenen Hausgebrauch selbst noch hergestellt hatte, nannte als Bestandteile „Weißwurzel" (Knöterich-Arten), „Richtwurzel" (Zaunrübe/Vorsicht!), „Hoalandwurzl" (Liebstöckel), Enzianwurzel und Eibischwurzel, letztere war aber nicht unbedingt notwendig. Die Wurzeln wurden sorgfältig gewaschen und dann klein geschnitten.

In einem „Reindl" wurden ungesalzenes Schweinefett und Butter zerlassen und die Pflanzenteile darin angeröstet. Zum Schluß kam noch Fichtenpech hinzu. Das ganze wurde durch ein Tuch durchgeseiht und dann noch mit einer kleinen „Ölkuh" ausgepreßt. Eine „Ölkuh" ist ein bäuerliches Gerät, welches zum Auspressen von fetten Samen, vornehmlich Kürbiskernen oder Leinsamen dient. Die noch recht flüssige Salbe kam in kleine Becher, die man dafür schon bereit gestellt hatte.

Theresia Hasewend aus Sallegg, eine Nichte des „Ofnermichl", bereitete eine ähnliche Salbe zu, deren Rezept auch von ihm stammen sollte. Sie schnitt Sanikelwurzel, „Hoalandwurzl", Eibischwurzel und Ampferwurzel (Grindwurz) klein und röstete die Pflanzenteile in Butterschmalz, Leinöl, Speck und „Schmer". Dann seihte sie auch sie durch ein Tuch ab.

Rudolf Windisch vlg. Schusterjosl aus Schwarzschachen erinnerte sich noch gut an den „Ofnermichl". Seine Schwester, damals fünfjährig, war von einem fahrenden Wagen gesprungen und dabei unter dessen Räder gekommen. Bei allem Mißgeschick hatte sie noch unwahrscheinliches Glück, doch Oberarme und beide Oberschenkel waren gebrochen. Weit und breit kein Arzt, also holte man den „Ofnermichl". Der ließ sie ins Bett legen und zwei Stangen holen. Diese wurden links und rechts der Verwundeten hingelegt, und mit einem Leintuch wurden die Stangen und die Verwundete gemeinsam umwickelt. Vorsichtig mußten herbeigeholte Helfer sie an den Beinen ziehen, während er die Brüche sorgsam einzurichten versuchte. Danach schmierte er Arme und Beine mit einer Salbe dick ein. Das Mädchen mußte so sechs Wochen liegen und konnte dann wieder ohne Schwierigkeiten gehen und auch ihre Arme gebrauchen.

Der Ligister Pfarrer hatte sich einmal im Weingarten die Hand gebrochen. Ihm fiel es sehr hart, zum „Ofnermichl" zu gehen, trotzdem zog er diesen dem Arzt vor. Der „Ofnermichl" „spriggelte" ihm die Hand und heilte so den Bruch (Maria Lesky vlg. Tommerl, Sommereben).

Aloisia Suppan war mit dem Arm in die Futtermaschine geraten und ihr Oberarmknochen war gebrochen. Da habe man auch den „Ofnermichl" geholt, der wieder, wie schon mehrfach beschrieben, den Bruch versorgte. Sie habe den Arm ein halbes Jahr nicht gebrauchen können, da sei der „Ofnermichl" nochmals gekommen und habe mit ihrem Arm „geturnt". Das habe zwar furchtbar weh getan, aber auch geholfen! (Aloisia Suppan, Rainbach).

Bemerkenswert an dieser Geschichte war, daß Aloisia Suppan eine Tochter der Rosa Kügerl gewesen war und niemanden aus der eigenen Familie geholt hatte.

Jakob Bernsteiner (1885–1970) vlg. Pilz, der außereheliche Sohn des „Ofnermichl"

Am 22. Juni 1885 gebar Elisabeth Bernsteiner, die ledige Tochter einer Dienstmagd in Herzogberg Nr. 71 (Pfarre Modriach) einen Sohn, der auf den Namen Jakob getauft wurde. Der Vater war Johann Gössler. Das war zwar im Taufbuch nicht vermerkt worden, doch es war allgemein bekannt und Johann Gössler ist anscheinend stets zu seiner Vaterschaft gestanden

Jakob Bernsteiner wuchs in Modriach auf und ging dort auch zur Schule. Als lediges Kind mußte er schon früh von der Mutter weg und sich als Knecht seinen Lebensunterhalt verdienen. Um 1908 zog er nach Maria Lankowitz (Nr.86) und wurde Bergknappe im Braunkohlenbergwerk Piberstein. 1914 zum Militärdienst nach Graz eingezogen, wurde er jedoch als „Knappe militärdienstlich enthoben". 1918 wurde auch er ein Opfer der katastrophalen Wirtschaftslage und als

Knappe entlassen. Er verdiente sich nun als Bauarbeiter beim Packer Stausee-Bau und später beim Teigitschkraftwerksbau seinen Unterhalt. Zuletzt wurde er Straßenarbeiter.

Da er sehr fleißig und sparsam war, war es ihm 1918 möglich, in Unterwald Nr. 66 den Hof vlg. Pilz zu kaufen. Das mag auch in Zusammenhang mit seiner am 14. April 1918 in Maria Lankowitz stattgefundenen Hochzeit gestanden sein. Seine Braut Antonia Müllner (geb. 1895) stammte aus dem nahen Kirchberg (Nr.17) und dürfte dem Vulgonamen „Fleischhackerbauer" nach eine sogenannte „gute Partie" gewesen sein.

Auch dürfte das Anwesen vlg. Pilz nicht allzuviel gekostet haben. Es war sehr herabgekommen, das Wohnhaus soll so desolat gewesen sein, daß man bei Regen mit dem Schirm bei Tische sitzen mußte (August und Maria Bernsteiner, Unterwald).

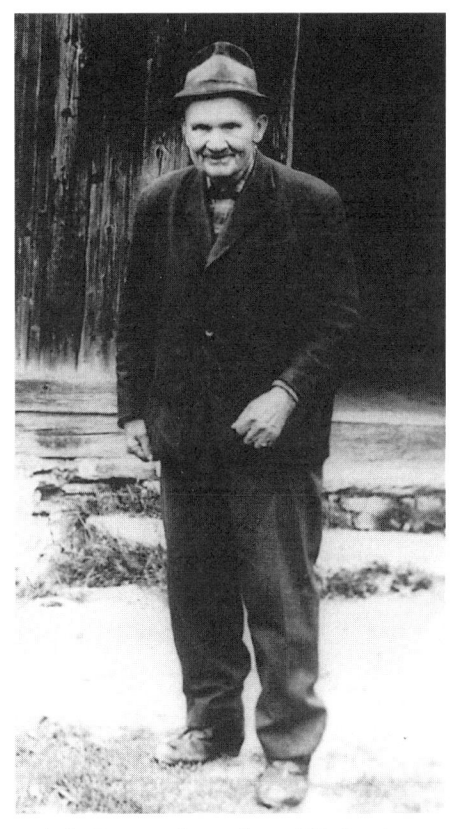

Jakob Bernsteiner, der „Pilz", ein „Boahoaler" in Unterwald

Wie schon beim „Ofnermichl", seinem Vater, übertrug man auch auf ihn den Hofnamen und so war er von nun an der „Pilz". Als ein Mann, der überall zugreifen konnte, ging er, vor allem in seiner Jugend, auch viel „pfuschen". Die kleine Landwirtschaft betrieb der Vater von sieben Kindern nebenbei. Er starb am 21. Mai 1970 und fand am Friedhof von Ligist seine letzte Ruhestätte.

Der „Pilz" war klein von Gestalt, er war ein leidenschaftlicher Musikant, ein besonders guter Geiger und man bewunderte ihn als Klarinettenspieler. Er spielte auf vielen Hochzeiten auf, oft war er gleich drei Tage von zu Hause fort. Dieser Vollblutmusiker war auch Mitglied der Musikkapelle Piberstein, wo er die 1. Klarinette spielte.

Musikanten gelten oft als sehr lustig und das traf auch beim „Pilz" zu! Jakob Bernsteiner hat das „Boanhoalen" vom Vater gelernt. Schon als Knecht ging er mit dem Vater immer mit. Eine Familienüberlieferung berichtet folgendes: Als der „Pilz" noch Knecht in Edelschrott gewesen war, habe es auf der „Pack" einen Verletzten gegeben. Man verständigte den „Ofnermichl". Der wiederum habe seinen Sohn geholt und zusammen seien sie zur Packalpe hinaufgestiegen. Der „Ofnermichl" versorgte den Verletzten und da er schon älter war, habe er dann zu seinem Sohn gesagt: „I konn nimma soweit gehen. Vabindn muaßt du aufgehn. Olle Tog frisch vabindn und neie Sprigglerlgebn!"

Der „Pilz" bildete sich später durch Lesen weiter, vor allem die Bücher des Pfarrer Kneipp hatten es ihm angetan. Er habe auch ein „2000-seitiges Lexikon" besessen, erzählt man sich.

Vor allem aus der Weststeiermark hatte der „Pilz" Zulauf, meist fuhren sein „Patienten" mit der „Graz-Köflach-Bahn" bis Krottendorf und wanderten dann fast zwei Stunden bis zum Hof in Unterwald. Später kamen sie auch schon mit dem Auto angefahren.

Stolz erzählten seine Nachfahren, daß sein „weitester Patient" in Australien zu Hause gewesen war. Es war ein Auswanderer, der immer wieder um die Salbe nach Unterwald schrieb, die man ihm auch schickte. Nicht viel weniger weit weg war ein anderer Kunde, der als Missionspater im südafrikanischen Johannisburg lebte. Auch er stammte aus der Weststeiermark und hatte sich einst als Jugendlicher das Schienbein gebrochen, das der „Pilz" zur Heilung gebracht hatte. Seither wollte er auf die „Pilzsalbe" nicht verzichten (August Bernsteiner, Unterwald).

Der „Pilz" ging auch selbst auf „Tour", in einem Rucksack hatte er stets viele Salben mit und eine Literflasche voll „Pilzgeist". Noch als 80jähriger sei er so zu Fuß bis hinauf nach Hirschegg gewandert. Überall hatte er seine Leute, die schon auf ihn warteten. Der „Pilzgeist" entsprach dem schon bei Johann Gössler beschriebenen „Ofnermichl-Geist".

Jakob Bernsteiner, der „Pilz-Vater", wie ihn viele auch liebevoll nannten, war ein ausgezeichneter Einrichter von Knochenbrüchen. Dafür habe er ein großartiges Fingerspitzengefühl besessen. Er habe beim Einrichten die Augen stets geschlossen gehabt, habe ganz sanft abgetastet und jedes „Splitterl" sofort gefühlt. Das mache heute kein Arzt mehr so gut! (Anna Strommer, Unterwald). War der Bruch dann eingerichtet, habe er ihn mit „Pilzgeist" eingerieben, dann kam eine Salbe drauf, es wurde mit „Holz gespriggelt" und diese „Schienen" ordentlich festgebunden.

Der „Pilz" versorgte auch Wunden und behandelte beim einen oder anderen auch das Rheuma mit einer Einreibung. Beim Vieh behandelte er sowohl Knochenbrüche als auch Krankheiten, so z. B. Blähungen. Die Kräuter für seine Medizinen habe er zwischen Stubalpe und Kainachtal selbst gesammelt, nur seine Frau habe ihm dabei geholfen. Verschiedene Kräuter habe man aber auch im eigenen Bauerngarten angebaut. Gewisse Bestandteile seiner Salben und Geister habe er aber aus der Voitsberger Apotheke bezogen. Besonders geschätzt habe er auch den „Englischen Balsam" (Opodeldok), den er nur aus der „Floriani – Apotheke" in Graz-Straßgang bezog.

Zu Hause am Hofe vlg. Pilz wurden am Küchenherd die verschiedenen Salben zubereitet. Bestandteile davon waren Sanikel(wurzel), „Hoaland" (Liebstöckelwurzel), „Schwarzwurz" (Beinwellwurzel), Wacholderbeeren und andere Kräuter; weiters weißes Fichtenpech, Lärchpech, „Schmer" (Schweineschmalz), „Hirschinschlitt" (Hirschunschlitt, Hirschtalg), Bienenwachs u. a. m.

Das weiße Fichtenpech habe sich der „Pilz" selbst hergestellt. Er ist dazu in den Wald gegangen und hat Pech von Fichtenbäumen gehackt. Zu Hause wurde das Pech "gleitert" (geläutert, gereinigt), und zwar wurde es in einem alten Häferl heißgemacht und durch ein Sieb in kaltes Wasser gegossen.

Die Wurzeln und Kräuter wurden zerkleinert und in „Schmer" und „Hirschinschlitt" geröstet, dann kamen das Bienenwachs und die Peche dazu. Man mußte sehr aufpassen, da das ganze sehr geschäumt hat. Dann wurde abgeseiht, zum Schluß kam noch der „Englische Balsam" hinzu. Danach wurde die noch recht flüssige Salbe in bereitstehende „Schachteln", sicher Holzspanschachteln, wie sie auch in Apotheken früher so üblich waren, gegossen. Diese Salbe wurde als Wundsalbe, bei Abszessen und auch als Zugsalbe bei eingezogenen Holzspänen verwendet.

Der „Pilz" hat kein Geld verlangt, man spendete ihm freiwillig. Natürlich hatte auch er Schwierigkeiten mit der Gendarmerie, angeblich hatte ihn der Stallhofener Arzt angezeigt. In Voitsberg wurde ihm der

Prozeß gemacht, man habe ihn aber freigesprochen. Man erzählt sich aber auch, daß der in Gaisfeld ordinierende Arzt Dr. Franz Meissl oft selbst um diese Salbe geschickt habe.

Auch der „Pilz" hat sein Wissen an jenen Nachkommen weitergegeben, den er für den Begabtesten gehalten hat. Dieser Sohn ist jedoch leider im Zweiten Weltkrieg gefallen. Obwohl auch der Rest der Familie Salbe und Geist herstellen konnte, nahm man aus Angst vor der Obrigkeit davon Abstand.

In der näheren und ferneren Umgebung des „Pilzhofes" kennt man viele Geschichten über Erfolge des „Boahoalers". So berichtete seine Schwiegertochter Maria Bernsteiner, einmal habe sich ihr Sohn die Hand gebrochen. Den im Augenblick abwesenden Großvater mußte man erst holen. Der hat dann seinem Enkel zuallererst Baldriantropfen zur Beruhigung gegeben, dann den Bruch eingerichtet, eingeschmiert und „gespriggelt". Nach acht Tagen habe der Bub bereits mit der „gespriggelten" Hand in der Schule wieder geschrieben.

August Bernsteiner, ein Sohn des „Pilz", wußte eine andere Geschichte zu erzählen, deren Inhalt einer Fabel gleichkam. Zwei Buben hätten sich beim Spielen das Bein gebrochen, einer kam ins Spital, den anderen brachte man zum „Pilz". Der vom „Pilz" behandelte lief nach drei Wochen schon wieder munter herum, während der andere immer noch einen Gips trug. Wie immer man diese Erzählung interpretieren mag, es ist schon interessant, daß solche Geschichten überhaupt im Umlauf sind.

Johann Zimmerman vlg. Hasjosl aus Sallegg am Rosenkogel erinnerte sich, daß die Nachbarn einmal am Stefanitag einen Umritt machten, auf Fuhrrossen und ohne Sattel. Der Sohn vom Nachbarn fiel vom Pferd und brach sich den Fuß. Wegen des starken Schneefalls konnte man bis zu den ersten Jännertagen hin keine Hilfe holen. Dann holte man den „Pilz" aus Unterwald, der den Bruch wie üblich versorgte, und nach vier Wochen lief der Nachbarsbub schon wieder fröhlich herum.

Auch die Geschichte der Anna Strommer, einer ehemaligen Voitsberger Schneidermeisterin war vielen bekannt. Ihre Leidensgeschichte wurde von der Informantin selbst erzählt, auf die namentliche Erwähnung von Ärzten wurde hier bewußt verzichtet:

Anna Strommer hat schon von Kind auf den „Pilz" gekannt. Er hatte bereits die Mutter, die sich einmal beide Arme gebrochen hatte, geheilt.

Sie selbst habe als Kind einen Schlüsselbeinbruch gehabt, auch da habe ihr der „Pilz" geholfen. Später wäre man krankenversichert gewesen und so seltener zum „Pilz" gekommen, habe aber seine Salbe stets zu Hause gehabt.

1946 habe sie sich den Arm gebrochen und da sie, damals noch Näherin, schnell geheilt werden wollte, nahm sie der Ehemann, der bei einer Grazer Krankenversicherung beschäftigt war, mit in die Hauptstadt und brachte sie ins Unfallkrankenhaus (UKH). Dort richtete man den Arm ein und vergipste ihn. Als man ihr nach vier Wochen den Gips wieder abnahm, war der Bruch falsch eingerichtet worden, so daß die Hand nach außen gerichtet war. Sie war verzweifelt, mit dieser Hand konnte sie nie wieder nähen.

Man versuchte es vorerst mit Gymnastik, erfolglos. So fuhr sie mit ihrem Ehemann abermals ins UKH, dort wurde geröntgt und man teilte ihr mit, der Arm müsse gebrochen und neu eingerichtet werden. Das geschah auch, doch als man nach mehreren Wochen den Gips abermals entfernte, war die Hand gleich geblieben!

Sie suchte nun einen anderen Arzt auf, der ihr aufgrund eines neuen Röntgenbildes versicherte, er könne nichts mehr machen, jeder neue Versuch würde das ganze nur noch schlechter werden lassen. In letzter Hoffnung holte man nun den „Pilz-Vater", der seinerseits versuchte die Hand zu richten. Dieses Beginnen war aber so schmerzhaft, daß ihr schlecht wurde und der „Pilz" damit aufhören mußte.

Nach einigen Tagen ging man doch wieder zum „Pilz" nach Unterwald. Der holte einige Männer zusammen, die Anna Strommer festhielten. Sie mußte sich auf einen Schemel setzen, der „Pilz" setzte sich ihr gegenüber hin. Er ergriff ihre Hand und „knacks", da hatte er ihren Arm wieder gebrochen. Der „Pilz" versorgte nun, wie schon mehrfach beschrieben, auch diesen Bruch.

Man brachte Anna Strommer nach Hause. Alle paar Tage kam nun der „Pilz" zu ihr, träufelte Einreibung unter den Verband und sprach ihr Mut zu, da sie natürlich starke Schmerzen hatte. Nach drei Wochen entfernte der „Pilz" den Verband, – und die Hand war wieder in Ordnung. Ganz normal konnte sie wieder nähen und bis 1968 ihren Beruf ausüben.

Vater und Sohn, die beiden „Glentweber"

Vater und Sohn waren in Lassenberg Nr. 20 (später Nr. 23) zu Hause. Der Hof vlg. Glentweber liegt verhältnismäßig einsam in der Ebene des Laßnitztales. Das eigentliche Dorf Lassenberg liegt auf einem bewaldeten Höhenrücken, der etwa 100 Meter hinter dem Hofe vlg. Glentweber beginnt.

Beschäftigt man sich mit dem Wirken der beiden „Glentweber", so ist es nicht einfach, aus den Erzählungen der Gewährsleute zu trennen, wer vom Vater und wer vom Sohn geheilt worden war. Beide waren jedenfalls „Boahoaler", manche Informanten sprachen sogar ehrfurchtsvoll von einem „Boadokta". Vor allem vom Sohn wurden wahre „Wunderheilungen" berichtet, wie sie kaum von einem anderen noch erzählt worden waren. Interessant war hier auch die Meinung einer Informantin, der Vulgoname „Glentweber" würde in Zusammenhang mit „Gelenk" stehen.

Ignaz Prattes, der ältere „Glentweber" (1818–1891)

Wie schon beim „Bergerannerl" wissen wir vom älteren „Glentweber" wenig. Von kaum einem Heiler, der im 19. Jahrhundert gewirkt hat, ist uns viel mehr als der Name überliefert worden. Nur bei Schwierigkeiten mit dem Gesetz wurden Fakten aktkundig. Leider wurden aber auch die Gerichtsakte später vielfach vernichtet.

Ignaz Prattes wurde angeblich im Tirolischen im Jahr 1818 oder 1819 geboren. Warum und wie es ihn nach Lassenberg verschlagen hat, ist unbekannt, hier heiratete er jedenfalls Katharina Posch (1840/41–1908). Ignaz Prattes hat ausschließlich Wunden und Knochenbrüche behandelt, das aber bei Menschen und Tieren. Sein Wissen bezog er aus einem „tausendseitigen Buch in alter Schrift", das er auch seinem Sohn Ignaz vererbt hat. Ihn weihte er auch in die Kunst der Wundversorgung und der Knochenbruchheilung ein.

Von Ignaz Prattes berichtete man noch, er habe manche Patienten einfach in die Hobelbank eingespannt und ihnen dann den Knochenbruch eingerichtet (Gruber, Lassenberg), er sei auch oft hoch zu Pferd zu seinen Patienten geritten. Ignaz Prattes verstarb 73jährig am 13. Februar 1891 und wurde am Friedhof von Wettmannstätten beigesetzt.

Ignaz Prattes, der jüngere „Glentweber" (1868–1937)

Ignaz Prattes, der jüngere „Glentweber" dürfte, das ergeben jedenfalls die vielen Erzählungen der Gewährsleute, der geschickteste und bekannteste „Boahoaler" seiner Zeit in der Weststeiermark gewesen sein. Ihn lobte man allerorts in den höchsten Tönen, wobei die Kompliziertheit der Verletzungen oft hervorgehoben wurde. Was ihn sicher auch noch bekannt machte, war sein Humor, seine Trinkfestigkeit und unbestritten seine Gabe, sich in Szene zu setzen.
Ignaz Prattes wurde am heimatlichen Hof in Lassenberg Nr. 23 am 18. Jänner 1868 geboren. Als er ungefähr 20 Jahre alt war, begann er mit dem Heilen. Am 17. August 1891 heiratete er in Groß St. Florian Juliana Klug (1867–1941), die aus St. Johann im Saggautale stammte. Ein Foto zeigte ihn in Uniform, so daß er sicher auch seiner Militärpflicht nachgekommen war.

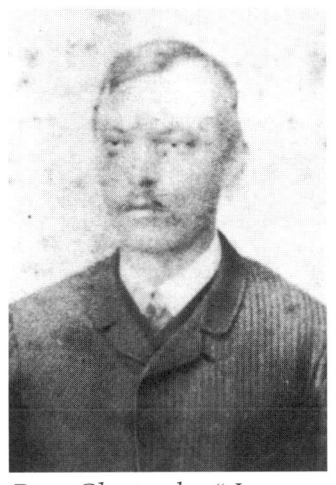

Der „Glentweber" Ignaz Prattes

Der „Glentweber" „ordinierte" am heimatlichen Hof in Lassenberg, sonntags auch in Groß St. Florian, in dem heute nicht mehr existierenden Gasthof Brand-Rothschädl, aber er kam auch, sofern sie in der Umgebung beheimatet waren, zu seinen „Patienten", da ja viele gehbehindert waren.
Nicht gehbehinderte Leute aus der Umgebung kamen zu Fuß, andere von weiter weg kamen mit der „Wieserbahn". Sie fuhren mit dieser bis Wettmannstätten oder Gussendorf und gingen dann zu Fuß zum Hof weiter. Der eine oder andere kam auch mit einem Pferdefuhrwerk an, später auch schon mit einem Auto. Ähnlich erschien man zur „Ordination" in Groß St. Florian.
Immer wieder kam es vor, daß die Laßnitz über die Ufer trat und die Felder rund um den Hof überflutete. Da habe man die Leute auf dem Rücken durch das Wasser getragen. Der vlg. Hacklmüller habe die Leute manchmal mit einem „Schinakel" hinübergestakt.
In Lassenberg standen schon in aller Früh viele „Patienten" vor der Haustür und warteten geduldig, bis sie ins Haus treten durften. Der

„Glentweber" „ordinierte" im „Stüberl", in der Stube nebenan warteten oft 20 bis 30 Leute, bis sie drankamen. Die Nachfahren schätzten, daß es schon an die hundert Personen waren, die wöchentlich zum Hofe kamen. Sie stammten meist aus der näheren Umgebung, kamen aber auch aus Graz, aus der Obersteier, aus Kärnten und manche aus Wien. Nach Wien sei er sogar einmal zu einem Patienten geholt worden.
Manche „Patienten" kamen direkt aus dem Krankenhaus hierher, wo man sie als „unheilbar" entlassen hatte. Mit ihnen kamen auch – so erzählten es jedenfalls seine Enkel Franz Prattes aus Lassenberg und Hans Prattes aus Gussendorf – Ärzte und Primarii mit, die bei der Behandlung zuschauen und lernen wollten!
In Groß St. Florian „ordinierte" er nur sonntags. Dorthin ging er meist zusammen mit seiner Frau, nahm dann zuerst ein ordentliches Frühstück beim Kirchenwirt (Gasthof Strabblegg-Haring) ein und strebte dann dem Hinterzimmer des Gasthofes Brand-Rothschädl zu. Dort warteten meist um die 25 Patienten. Man spendete freiwillig, Arme behandelte er stets gratis. Naturalien nahm er keine an. Nebenbei hat er ordentlich getrunken – oft luden ihn dankbare „Patienten" ein, oft spendete er selbst gesellig eine Runde.
Wie viele andere Naturheiler hatte er auch Schwierigkeiten mit dem Gesetz. Gleich mehrmals sei er wegen Kurpfuscherei angezeigt worden und einige Male sei er auch deswegen in Deutschlandsberg eingesperrt gewesen. Er „einigte" sich aber mit den „Florianer" Ärzten Medizinalrat Dr. Karl Zoppelt und Dr. Schenk, pflegte eine gute Zusammenarbeit, und die Ärzte schickten ihm sogar „Patienten". Mit Dr. Schenk sei er oft abends unterwegs gewesen, der „Glentweber" habe begutachtet, der Arzt dann das Nötige veranlaßt (Gruber, Lassenberg).
Die Familie beschrieb den „Glentweber" als ordnungsliebend und humorvoll. Er sei stets wie ein Bauer gekleidet gewesen, obwohl er nie Bauer gewesen war. Ein Informant beschrieb sein Aussehen so: Er hätte einen schwarzen Hut aufgehabt und einen rupfernen Schurz um und wäre „ohgschmiert wia a Teifl gwesn, der olte Gocka!" (Reiner vlg. Keuschentoni, Tanzelsdorf).
Josef Gerngroß, der alte Zedlschneider aus Koglberg, war auch etwas über sein Äußeres entsetzt: Man habe den „Glentweber" einmal nach St. Josef gerufen, da kein Arzt vorhanden war und er sich verletzt hatte.

Seine Schwiegereltern wären „feine Leute" gewesen, sie hätten ein „Hotel" mit 27 Betten besessen. Dorthin wäre auch der „Glentweber" gekommen, „volla Dreck, als wia wenn er mistgfoßt hätt'. Gwoschen leicht olle Monat amol und a festa Lotta!" Seine Schwiegereltern hätten um ihre schöne Bettwäsche gefürchtet, doch er wäre nicht zum Bett hingegangen. War es da verwunderlich, daß man ungehorsamen Kindern gedroht habe: „Wenn'st net brav bist, nimmt di' der ‚Glentweber' mit!" (Ganster vlg. Erni, Gersdorf).

Nicht unerwähnt sollen hier auch einige der Geschichten bleiben, die jahrzehntelang zum festen Erzählgut auf allen Höfen in der näheren und ferneren Umgebung von Groß St. Florian gehört hatten. So die Geschichte, die sich am „Jagaball" des Jahres 1924 zugetragen hat. Dieser hätte bis gegen 18 Uhr des nächsten Tages gedauert. Gegen Abend spannte man damals den „Glentweber" und den „Urlmichl" wie ein Paar Ochsen zusammen und trieb sie unter Musikbegleitung zur Brückenwaage. Nachdem man die beiden „Ochsen" abgewogen hatte, ging es wieder ins Gasthaus und der „Glentweber" zahlte hierauf ein Faß Bier.

Bei einer anderen Gelegenheit habe man dem „Glentweber" einen als Frau verkleideten Burschen zugeführt, „die" über starke Fußschmerzen geklagt habe. Der „Glentweber" untersuchte „ihren" Fuß und soll die Verkleidung gar nicht bemerkt haben, so betrunken soll er gewesen sein. Ganz „Florian" hätte darüber gelacht, das erzählte er sogar selbst, nachdem man ihm die Geschichte Tage darauf hinterbracht hatte.

Es ist daher nur schwer vorstellbar, daß dieser lebenbejahende Mensch seinem Leben am 16. März 1937 selbst ein Ende setzte.

Der „Glentweber" war ein „Spezialist" bei Knochenbrüchen, besonders geschickt erwies er sich bei Brüchen der Gliedmaßen und des Schlüsselbeins. Dabei mußte er immer wieder schlecht eingerichtete Brüche abermals brechen und neu einrichten.

War ein Bruch eingerichtet, wurde er mit diversen, meist selbstgemachten Salben behandelt. Zum Schienen verwendete er dann in der Regel Äste, die er sich frisch aus dem Walde holte und deren Rinde er abschälte. Mit Stoffbinden wurden die „Schienen" dann festgebunden.

Der „Glentweber" „kochte" im „Stüberl" seine Salben selbst. Salbengrundlage waren Rinder-, Schweine-, und Hundeschmalz, aber auch Speiseöl und Glyzerin sowie Lärchenpech. In diese Salbe kamen Spitzwegerich und „Tannenwipferl" (wahrscheinlich waren es aber „Fichtenwipferl"). Seine Schwiegertochter erinnerte sich aber auch an Pfefferminze und braune Minze. Einem Informanten (Eduard Lohr, Leitersdorf) zeigte er Sanikel und gab ihm genaue Anweisung, wie er die Salbe mit der Wurzel und mit Schweineschmalz als Grundlage herzustellen habe.

Der „Glentweber" hat auch besonders gute Salben für Verunglückte hergestellt, die zwar aus dem Krankenhaus entlassen worden waren, deren Gelenke aber noch nicht „weich" und daher noch recht ungelenkig waren.

Die Pflanzen sammelte er selbst, oft auf dem Wege zu einem Verletzten. Manches bestellte er auch aus der Apotheke. Es kam vor, daß er einen „Patienten" wegschickte und ihm sagte, er möge am nächsten Tag wiederkommen, wenn er sich das entsprechende Produkt aus der Apotheke besorgt hätte, um seine Salben herstellen zu können. Was er in der „Marien-Apotheke" in Groß St. Florian nicht bekam, bestellte er in der Grazer „Landschafts-Apotheke".

Er hatte von vielen seiner Salben stets einen kleinen Vorrat zu Hause. Er bediente sich aber auch pharmazeutischer Anfertigungen, so der „Aromatischen Salbe" und des „Opodelok" (Linimentum saponatocamphoratum).

Die Tochter von Josef Gerngroß (vlg. Zedlschneider aus Kogelberg) ist noch in Besitz eines Salbenrezeptes, welches ihr Vater dereinst vom „Glentweber" bekommen hatte. Diese Salbe war inzwischen schon zur Familiensalbe geworden, und „tausendfach" kopiert. Man verwendete folgende Rezeptur bei Verstauchungen und bei Sehnenentzündungen:

Ung(uentum) camphor(atum)	50,0	Kampfersalbe
Ol(eum) chloroform(ii)	6,0	Chloroformöl
(Aether)Ol(eum) Rosmarini	4,0	aetherisches Rosmarinöl
Bals(amum) peruv(ianum)	6,0	Perubalsam
Aether sulf(uricum)	3,0	Aether

Der alte „Zedlschneider" hatte damals eine arge Quetschung erlitten. Der „Glentweber" verordnete ihm diese Salbe, er solle sich oft damit einschmieren, in drei Tagen käme er wieder. So war es auch. Abermals besah er sich den Fuß und meinte erfreut: „Halt, wia san übern Berg!"

Der „Zedlschneider" meinte, er habe zwar heute nacht schon schlafen können, habe aber trotzdem immer noch Schmerzen. Nur weiter schmieren, meinte der „Glentweber". Der „Zedlschneider" streckte den Fuß aus dem Bett, was ihm sehr weh tat. Der „Glentweber" meinte nun, er müsse immer wieder den Fuß herausstrecken und wieder hineingeben ins Bett – fest turnen! Das hat mit der Zeit auch wirklich geholfen.

Immer wieder wurde der „Glentweber" gefragt, ob er einem seiner Nachkommen sein Wissen weitergebe. Das verneinte er stets und meinte: „De san olle z'dumm dazua!"

Karl Reiterer, von 1911 bis 1915 Lehrer in dem nicht weit von Lassenberg gelegenen Wettmannstätten, schreibt in seinem Buch „Altsteirisches" über einen nicht namentlich genannten „Beinbruchdoktor aus dem Laßnitztale" folgendes: Er habe einem, dem man den Arm schlecht geheilt hatte, die Hand zum Fenster hineingereicht und ihm das schlecht geheilte Glied beim Fensterkreuz abgeschlagen, um es von neuem zu heilen, was auch gelang (Altsteirisches, S. 78). Es besteht für mich kein Zweifel, daß es sich bei diesem „Beinbruchdoktor" um den „Glentweber" gehandelt habe. Als Beleg dazu die Geschichten zweier Informanten:

Ein „Patient", dessen Arm falsch eingerichtet war, kam zum „Glentweber". Dieser meinte, man müsse den Arm neu brechen, was aber der „Patient" ablehnte. „Is scho guat", meinte der „Glentweber" und verließ den Raum. Der Raum hatte, wie es für das weststeirische Bauernhaus so typisch war, mehrere kleine Fenster, die offen waren. Bei einem der Fenster reichte nun der „Glentweber" seine Hand dem „Patienten" herein und sagte: „Jo, griaß di'!" Sobald der „Patient" die Hand des „Glentwebers" ergriffen hatte, faßte dieser fest zu und brach dem „Patienten" die Hand über der Fensterkante. Dann versorgte er den Arm wie üblich (Max Oswald vlg. Pumm, Gussendorf).

Leicht abgewandelt die zweite Geschichte: Einst kam ein Bauer zu ihm, der sich den Unterarm gebrochen hatte. Er war nicht zum Arzt gegangen, so daß der Arm in der Folge ganz „schief" zusammengewachsen war. Der Bauer hatte nicht nur beständig Schmerzen, sondern er konnte den Arm auch nicht mehr zur Arbeit gebrauchen. So kam er zum „Glentweber". Der besah sich den Arm und sagte zum Bauern: „Do schau amoi beim Fensta aussi, schau wer do kimmt!" Während so der

Bauer abgelenkt war, ergriff der „Glentweber" blitzschnell dessen Arm und brach ihn über seinem Knie, richtete ihn wieder ein und schiente ihn. Es war eine tadellose Heilung (Gisela Lohr, Leitersdorf).

Gisela Lohr erzählte auch aus eigenem Erleben eine Geschichte: Sie hatte sich als junges Mädchen einen offenen Kniebruch zugezogen und war deswegen sechs Wochen im Spital gewesen. Von dort entlassen, konnte sie ihr Knie nicht mehr abbiegen. Man holte den „Glentweber". Der kam und sagte zu ihr: „Dirndl, setz di auf'n Tisch!" Im Rohr des Ofens erhitzte er inzwischen eine Mischung aus Sand und Salz und legte ihr das Gemisch, so heiß sie es vertrug, aufs Knie auf. An den herunterhängenden Fuß hängte er zudem ein Gewicht an, was alles sehr gut geholfen hat.

Ähnlich auch die nächste Geschichte. Als Kind habe sich die Informantin den Arm gebrochen, der in der Folge vom Arzt schlecht eingerichtet worden war. Man ging zum „Glentweber", der eine „weiße Masse" erwärmte, in die sie den Arm hineinlegen mußte. Der ließ sich nun leicht kneten und gut einrichten. Später diente stets das Heben eines Stuhls als Probe, ob der Arm schon in Ordnung sei (Mathias Habisch vlg. Haschtmi, Furth).

Es ist wirklich auffallend, daß nur Positives über den „Glentweber" berichtet wurde. Dazu noch einige Beispiele: Anton Leitl vlg. Mandl aus Wetzelsdorf (im Stainztal) hatte sich beim Blochauflegen den Fuß „überrenkt". Man brachte ihn zum „Glentweber", der ihn packte und auf einen Stuhl setzte. Ein anderer hat ihn von hinten gehalten und der „Glentweber" hat solange am Fuß gedreht, bis er wieder richtig eingerichtet war.

Als Vierjähriger habe er sich beim Raufen den Fuß gebrochen, erst habe er vom Vater eine Ohrfeige bekommen, dann sei man zum „Glentweber" gegangen, der den Fuß eingerichtet, mit einer Salbe eingeschmiert und dann „gespriggelt" habe, erzählt Herr Rumpf vlg. Farmi aus Rassach.

Und Juliane Steinwender aus Gussendorf berichtet, daß ihr Onkel mit verkrüppelten Beinen (die Fersen nach vorne, die Zehen nach hinten) zur Welt gekommen war. Man ging mit ihm zum „Glentweber", der brach die Füße und richtete sie wieder ein. Der Onkel ging sein Leben lang zwar eigenartig, aber gehen konnte er doch!

Hier noch eine Geschichte aus der Stadt: Theresia Winter aus Graz-Straßgang brach sich 1926 das Schienbein, ihr Vater fuhr mit der Bahn zum „Glentweber" und holte ihn zur Patientin. Ignaz Prattes richtete den Bruch ein und schickte dann zur Drogerie – eine Apotheke gibt es dort erst seit 1950 – um ein „Pulver". Letzteres rührte er dann in einer Schüssel mit Eiklar ab. Diese Masse strich er auf ein Tuch auf und wickelte das Tuch um den Fuß („Fuß" und „Bein" werden bekanntlich im Steirischen, ähnlich wie „Hand" und „Arm", gleichgesetzt!) . Dann verlangte er nach einer alten Pappschachtel, die er in vier Streifen schnitt. Diese „Pappstreifen" legte er wie Schienen am Fuß an. Mit Stoffstreifen fixierte er nun diese „Schienen" am Fuß, im Knöchelbereich befestigte er ein kiloschweres Gewicht und verordnete drei Wochen Bettruhe. Das Gewicht hatte er nur deswegen befestigt, damit der Fuß in Ruhelage blieb. Nach drei Wochen kam er wieder. Da der Fuß noch nicht zufriedenstellend hergestellt war, erneuerte er den Verband in der schon beschriebenen Weise und verordnete weitere drei Wochen Bettruhe. Dann war der Fuß in Ordnung. Nach einem Jahr brach sich Theresia Winter nochmals dieses Bein, wieder kam der „Glentweber" und heilte es nach dem gleichen Verfahren. Als man ihn nach der Bezahlung fragte, meinte er stets: „Was't holt glabst!"

Der Stier des Onkels war beim Springen aufs Kreuz gefallen. Da der Tierarzt nicht helfen konnte, holte man auch in diesem Fall den „Glentweber". Der kam, griff das Kreuz des Stieres an und sagte: „Den kennt's ohschlochtn!" (Alois Wippel, Wetzelsdorf).

Diese Geschichte war ganz charakteristisch für das Denken der Bauern. Als letzte Instanz nach dem akademisch Gebildeten fungierte immer noch der „Bauerndoktor"!

Josefa Müller und deren Tochter Aloisia, die „Salzgerhans-Luisl" oder „Stabodin"

Wie viele andere, die ein großes Gespür beim Einrichten von Knochenbrüchen hatten, wirkten auch sie in einem abgelegenen Gebiet, wo es den dort wohnenden Bergbauern fast unmöglich war, bei ihren oft schweren Verletzungen der Gliedmaßen zeitgerecht einen Arzt aufzusuchen. Zu dieser Zeit gab es natürlich auch kein Krankenhaus in Deutschlandsberg, dieses wurde erst im Jahre 1984 eröffnet. Zudem wäre damals, als es keine Sozialversicherung gab, ein Krankenhausaufenthalt schier unerschwinglich gewesen.

Aloisia Müller (1889–1966), wie die „Salzgerhans-Luisl" mit ihrem wirklichen Namen hieß, lernte das „Boahoalen" von ihrer Mutter. Mutter Josefa (geb. 1852), eine geborene Koch, hatte Florian Müller am 1. August 1887 geheiratet. Sie hatte bereits eine Ehe hinter sich, nach dem Tod des 18 Jahre älteren Johann Kiegerl (auch: Kügerl), eines (vlg.) Gregormichl-Sohnes, war sie Witwe geworden und nun selbst in den Besitz des „Salzgerhans-Anwesens" gekommen.

Florian Müller war Bergarbeiter gewesen und stammte aus St. Peter im Sulmtal. Er war um 10 Jahre jünger als seine Braut. Am 15. Mai 1889 wurde am Hofe vlg Salzgerhans in Gressenberg Nr. 14 Aloisia Müller als erstes Kind des Ehepaares geboren.

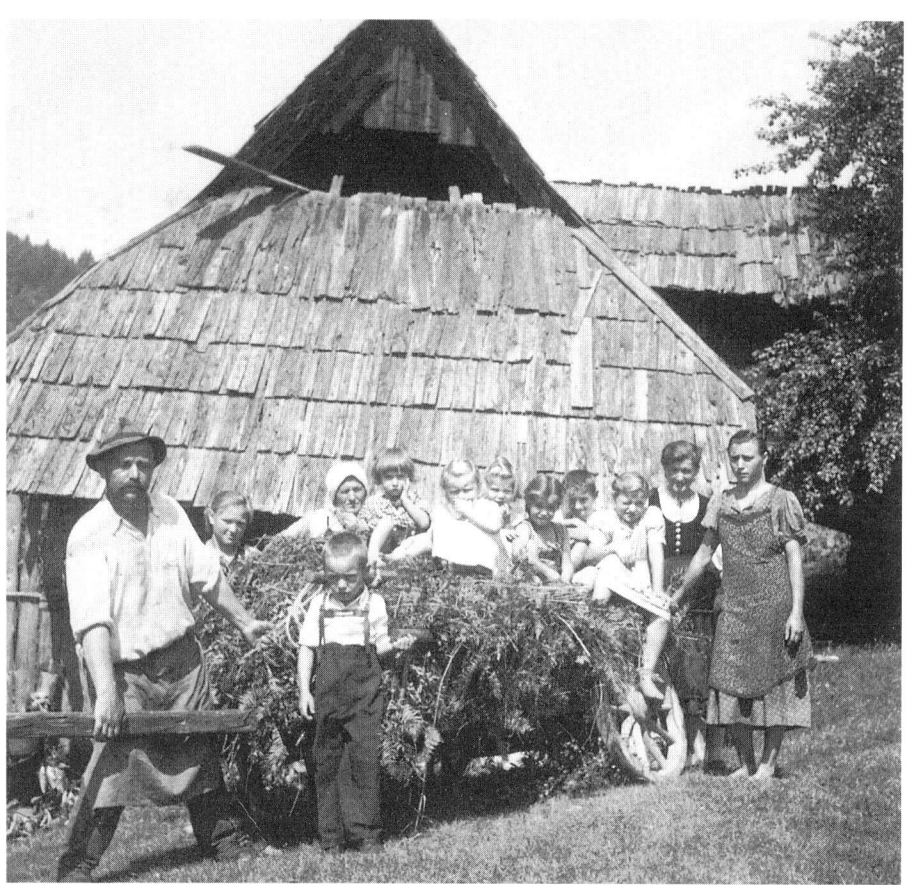

Die „Salzgerhans-Luisl" (mit Kopftuch) mit ihrem 2. Ehemann, den Schwiegertöchtern und zahlreichen Enkelkindern.

Dieses Gressenberg liegt oberhalb von Schwanberg und besteht aus einer Ansiedlung von weit auseinander liegenden Bauerngehöften. „Salzgerhans" war ein Keuschler mit einem Besitz von 5 oder 6 Stück Vieh. Hier wuchs die „Luisl" mit ihren vier Geschwistern auf. Vom Wirken ihrer Mutter als „Boahoalerin" wissen wir sehr wenig. Gesichert ist, daß sie sich mit der Herstellung von Salben beschäftigt und stets geholfen hatte, wenn sich in der Nachbarschaft jemand verletzt oder etwas gebrochen hatte.
Bereits mit zwölf Jahren lernte die „Luisl" von ihrer Mutter die heimischen Heilpflanzen kennen, da sie dieser beim Sammeln und beim Trocknen und später auch beim Zubereiten der verschiedenen Salben helfen mußte.
Aloisia Müller heiratete am 17. Jänner 1909 den Witwer Johann Stabodin. Dieser war 18 Jahre älter als sie und Knecht in Gressenberg Nr. 14. Zusammen pachteten sie das Anwesen Gressenberg Nr. 11 und hatten mehrere Kinder.
Als Johann Stabodin am 26. Oktober 1932 starb, ging sie zwei Jahre später mit dem neun Jahre jüngeren Landarbeiter Franz Sackl aus Mainsdorf Nr. 16 eine zweite Ehe ein. Man verblieb am Hofe „Stabodin". Als „Boahoalerin" war sie nun bereits unter den Namen „Salzgerhans-Luisl" oder „Stabodin" weitum bekannt, ganz selten nannte man sie nun auch die „Sackl-Luisl".
 Von der Mutter hatte sie auch das Einrichten von Knochenbrüchen gelernt und so trat sie erfolgreich in ihre Fußstapfen. Sorgfältig tastete sie jeden Bruch ab und versuchte alles, so gut es ging, wieder einzurichten. Darauf war sie besonders stolz und versicherte immer wieder, daß sie kein „Durchleichtn" notwendig hatte.
Auf einen „Fetzn" kam dann eine „Boasalbn" drauf, damit wurde der Bruch umwickelt, mit drei „Spandln" wurde er „gsprigglt" und dann gut „gfatscht". Jeden dritten Tag wurde nun anfangs der Bruch neu verbunden. Vertrug der „Patient" die Salbe nicht, war das für sie ein untrügliches Zeichen, daß der Buch nicht richtig eingerichtet worden war. Das Neueinrichten war aber stets sehr schmerzhaft. Bei einem Beinbruch mußte der „Patient" vier Wochen Bettruhe einhalten und dann das gebrochene Bein noch weiter schonen.
Außer der Bettruhe verordnete Aloisia Stabodin während ihrer Behandlung auch eine Diät. Der Verletzte durfte keinen Alkohol (Wein, Most),

auch keinen Salat und kein Kraut (nichts Saures) zu sich nehmen, sowie keine Kartoffeln und kein Schweinefleisch essen. Wurde das vom „Patienten" nicht eingehalten, wollte sie für die Heilung des Bruches nicht garantieren.

Oft wurde sie bei ihrer Arbeit von der Tochter Hermine (Hermine Bundschuh, Schwanberg) beobachtet, die heute eine gute Informantin über die Arbeitsweise ihrer Mutter ist. Einmal half ihr die Tochter auch beim Einrichten eines ausgekegelten Arms. Der Mann hätte dabei furchtbar „geplärrt", obwohl die Mutter den Arm schnell wieder eingekegelt hatte. Das veranlaßte die Tochter auch, nicht die Tradition der Mutter fortzusetzen, obwohl sie dazu geeignet und daran auch urspünglich interessiert gewesen wäre.

Mit gutem Erfolg heilte die Mutter einmal ein Beinleiden des Pfarrers von Schwanberg. Da der Pfarrer von Mariazell von einem ähnlichen Leiden geplagt wurde, empfahl der Schwanberger Pfarrer sie an seinen Mariazeller Kollegen. Mehrere Wochen fuhr die „Boahoalerin" in den Gnadenort und heilte auch dieses Beinleiden erfolgreich.

In Gressenberg selbst kamen die Bauern meist zu ihr hin. Mußte sie aber einmal jemanden aufsuchen, geschah das meist erst gegen Abend, weil sie bei Tag keine Zeit hatte. Man hatte Vieh, eine Sau und immer viele Kinder am Hof. Besonders kraß war das einmal in der Kriegszeit, als der Mann und die Söhne eingerückt waren. Damals waren die Schwiegertöchter mit all ihren Kindern hier, 19 an der Zahl! Und für alle sorgte sie!

Für das „Boahoalen" zahlte man ihr eine freiwillige Spende, reich ist sie davon nicht geworden, obwohl sie sicher mehreren hundert Leuten geholfen hatte. Ihr Einzugsgebiet war ja groß, bis Freiland hinauf und hinunter bis Groß St. Florian und ins Sulmtal. Von den Ärzten ist sie auch einmal angezeigt worden, was für sie aber keine nachhaltigen Folgen gehabt hatte. Irgendein altes Medizinbuch besaß sie nicht, sie hatte alles im Kopf, ihrem Wesen nach war sie eine liebe, lustige Frau. Die „Salzgerhans-Luisl" verstarb am 11. Dezember 1966 und ist in Schwanberg begraben.

Aloisia Stabodin stellte drei Salben her, eine „Boasalbn" (Beinsalbe), eine „Zuasalbn" (Zugsalbe) und eine „Schmiasalbn", was immer damit gemeint war. Sie behandelte auch das Rheuma mit verschiedenen „Pflastern", vielleicht diente letztere Salbe diesem Zweck. Weit und breit

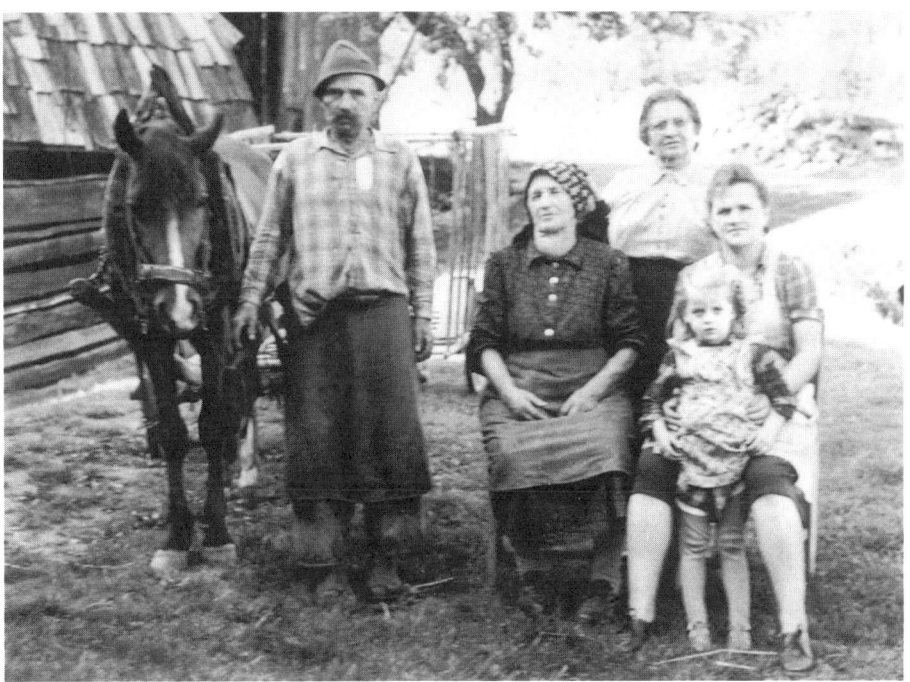

Die „Salzgerhans-Luisl" (mit Kopftuch) mit ihrem 2. Ehemann, einer Tochter und einer Enkelin.

bekannt war vor allen ihre „Boasalbn". Salbengrundlage waren „Schmer" (Schweineschmalz), „Hirschinslet" (Hirschunschlitt, Hirschtalg), „Boamark" (Rinderknochenmark) und Bienenwachs. Unter ständigem Umrühren wurden die Bestandteile etwa eine halbe Stunde lang geschmolzen. Das hat immer wieder arg geschäumt, daher mußte man stets dabeibleiben. Zweimal hätte sie damit fast die „Keischn o'ghoazt".

In diese Schmelze kamen nun die gewaschenen und fein geschnittenen Wurzeln der „Nicklwurz"(Sanikelwurzel), vom „Hoaland" (Liebstöckelwurzel), vom Eibisch und von der „Schwarzwurzn" (Beinwellwurzel), die sie alle selbst gesammelt hatte. „Weißwurzn" (Knöterich-Art) und die Blüten der Ringelblume kaufte sie in der Apotheke oder Drogerie. Bei Bedarf wurde die Salbe dann auf einen Leinwandfleck aufgestrichen. Ein Vergleich mit den „Boasalbn" anderer Heiler zeigt, daß deren Zusammensetzung immer sehr ähnlich war. Das war auch ganz normal, es wurde zur Herstellung das genommen, was rundherum wuchs und zur Verfügung stand.

Franz Pirker aus dem nahe von Groß St. Florian gelegenen Petzelsdorf wußte auch angeblich eine Salbenvorschrift der Aloisia Stabodin. Woher er aber sein Wissen hatte, ist leider nicht mehr eruierbar. Seine Salbe bestand aus Eiklar und Eidotter, „forchas und lärchas Pech" (Föhren- und Lärchenpech) und Rindsschmalz; das alles wäre zusammengemischt und dann aufgetragen worden. Hierauf wäre ein „Spa' zuwibundn wordn" und „in drei Wochn is ma wieda glafn!"

Ihr Bruder habe sich einmal den Fuß gebrochen, berichtet auch eine Feldbaumerin. Man habe nach der „Salzgerhans-Luisl" geschickt. Sie ist gekommen, hat den Bruch eingerichtet und ihn „gspriggelt". Beim Einrichten habe der Bruder sehr geschrien, sie sei dann aber noch öfters Nachschauen gekommen (Maria Scheer, Feldbaum).

Simon Impach (1874–1955), der „Annerlbauer"

Zur Zunft der „Boahoaler" gehörte auch Simon Impach vlg. Annerlbauer, der in Grubberg (Nr. 18, Gem. Gundersdorf) zu Hause gewesen war. Er stammte nicht unmittelbar aus der Umgebung, sondern wurde in Köppling (Nr. 35, Pfarre St. Johann ob Hohenburg) am 27. Oktober 1874 als Sohn des Keuschlerehepaares Simon und Cäcilia Impach geboren. Die Fama berichtet nun, daß er anfangs bei einem Tierarzt beschäftigt gewesen und bei ihm viel Brauchbares gelernt habe. Er verbrachte dann – angeblich – einige Zeit in die Obersteiermark, ohne daß man heute genaueres darüber weiß.

Es hat ihn dann aber wieder in die Weststeiermark gezogen. Als er am 14. März 1908 in St. Stefan ob Stainz heiratete, gab er als Beruf „Taglöhner" an, sein Wohnsitz war in Hochstraßen Nr. 33. Er heiratete Josefa Niklas, die Besitzerin des Hofes vlg. Anderlbauer – später stets „Annerlbauer" geschrieben – in Grubberg Nr. 18. Die um acht Jahre ältere Braut war für ihn sicher eine gute Partie gewesen! Drei Jahre war er im Ersten Weltkrieg eingerückt und hat über seine Kriegserlebnisse stets gerne erzählt. Von allen wurde er als sehr fröhliche, stets gut aufgelegte Natur beschrieben.

Seine Frau Josefa starb am 26. März 1925. Bereits am 3. August 1925 heiratete der „Annerlbauer" die um 17 Jahre jüngere Dienstmagd Anna Gaar aus Rosenhof. Während die erste Ehe wahrscheinlich kinderlos war, bekam man nun Nachkommen.

Die Arbeit am Hof hat den „Annerlbauern" nie besonders interessiert, die machte seine Frau, er selbst ging allen möglichen anderen Tätigkeiten nach. Wegen seiner Tüchtigkeit als „Boahoaler" kam er aber mit dem Gesetz in Konflikt. So mußte er wegen Kurpfuscherei für einen Monat in den Arrest und wurde zusätzlich zur Zahlung einer Strafe von eintausend Schilling verurteilt. Wie es zu dieser Anzeige kam, trug sich in der Erinnerung der Witwe Anna Impach folgendermaßen zu:

Der Obmann der Raiffeisenkasse St. Stefan hatte sich einmal den Arm gebrochen. Auf dem Weg zum „Annerlbauern" traf er zufällig einen befreundeten Gendarmen, dem er sein Unglück schilderte. Beim „Annerlbauer" dann wurde der Arm eingerichtet und von ihm sehr gut versorgt. In bereits kurzer Zeit war der Bruch geheilt. Der Obmann, der auch Bauer war, war glücklich, daß er so rasch wieder seinen Arm für die landwirtschaftliche Arbeit gebrauchen konnte. Da gerade die Zeit dazu war, ging er säen. Mitten in dieser Tätigkeit kam zufällig der oben erwähnte Gendarm vorbei. Über das, was er nun sah, war er sehr erstaunt und fragte verwundert: „Jetzt host du mir gsogt, du host die Hand brochn und jetzt tuast du troadsahn? Des dauert sonst a holbes Joahr! Dos gibt's net! Woarst im Spitol?" Darauf der Obmann: „Na, beim ‚Annerlbauer'!" Da zeigte der Gendarm den „Annerlbauern" an. Ähnlich erzählte Rudolf Windisch vlg. Schusterjosl aus Schwarzschachen seine Geschichte: Einem Patienten konnte der Arzt nicht helfen, der ging nun ebenfalls – und zwar auch erfolgreich – zum „Annerlbauern". Ein Jahr später ging er zum Arzt Dr. Anton Stiegler in St. Stefan. Hocherfreut meinte dieser: „Gö', der Stiegler hot Dir gholfn!" Doch der Patient meinte darauf: „Schmorrn, da Impach wor's, da „Annerlbauer"!" Darauf habe der Arzt letzteren angezeigt. Seit damals habe der „Annerlbauer" niemandem mehr geholfen.

Bekannt in der näheren und weiteren Umgebung von St. Stefan war die „Annerlbauersalbn", die als Wund- und Heilsalbe einen guten Ruf besaß. Salben bestehen meist aus nicht allzuvielen Bestandteilen, diese dagegen soll – die Angaben der damals schon 86jährigen Witwe Anna Impach schwankten – aus 31 bzw. 36 Teilen bestanden haben. Als Grundlage dienten Stoffe wie Wachs, Lärchpech, weiters Hunds-, Katzen- und Schweineschmalz, sowie Leinöl. Birken- und Lärchenwasser wurden in die Schmelze der Grundstoffe eingearbeitet. Dann kamen Kampfer und „Kranabetöl" (aether. Wacholderöl) hinzu.

Die pflanzlichen Bestandteile wurden gesondert bearbeitet, d.h. die Wurzeln wurden gewaschen und zerkleinert. Zusammen mit den verschiedensten Blüten wurden sie dann mittels einer Fleischmaschine noch feiner weiterverarbeitet. Anna Impach erinnerte sich an „Hoalandwurzel" (Liebstöckelwurzel), Pfingstrosenwurzel, „Linsat" (Leinsamen), Holunderblüten; um die Kräuter sei der „Annnerlbauer" angeblich mit dem Rad nach St. Josef gefahren. War die Salbe nun geschmolzen und alle Bestandteile eingearbeitet, wurde sie durch ein Sieb oder Tuch durchgeseiht und in einer flachen Steingutschüssel aufgefangen, wo sie fest wurde. Bei Bedarf wurden seifengroße Stücke herausgeschnitten und das Stück um einen Schilling verkauft (in den dreißiger Jahren).

Der „Annerlbauer" erzeugte aber auch Einreibungen, für die er besonders Eukalyptusöl benötigte. Es war schwierig in der Zeit des Zweiten Weltkrieges dieses zu kaufen, da es damals pro Tag nur dekaweise abgegeben werden durfte. So mußte der Sohn deswegen täglich nach Stainz in die Apotheke gehen.

Waren bei einem Bruch Schienen notwendig, verwendete der „Annerlbauer" dafür Edelkastanienholz („Kästane"). Beim Einrenken eines Armes verwendete er einen Hartgummiball, den er dabei dem „Patienten" in die Achselhöhle gab. Seine „Patienten" kamen öfter auch von weiter her, so aus der Obersteiermark oder auch aus Kärnten. Manchmal wurde er auch zu „Patienten" hingeholt. Er heilte Knochenbrüche von Mensch und Tier.

Katharina Seiner aus Sichartsberg erinnerte sich noch gut an den Armbruch ihrer Tante. Es war ein arger Splitterbruch. Man ging zum „Annerlbauern". Der hat den Bruch „fein abgetastet und vorsichtig eingerichtet"; dann hat er „gspriggelt", Salbe daraufgegeben, ein „Zuckerpapier" (ein blaues Papier, womit die Zuckerhüte früher eingewickelt waren) darübergelegt und das ganze mit „Fatschen" (Verbandbinden) umwickelt. Es war eine tadellose Heilung!

Der „Annerlbauer" hat auch eine handgeschriebene Rezeptsammlung besessen, ob von eigener Hand oder von fremder, das wußte man nicht mehr. Leider war sie nach seinem Tode am 25. Februar 1955 verbrannt worden.

Die Zahnreißer

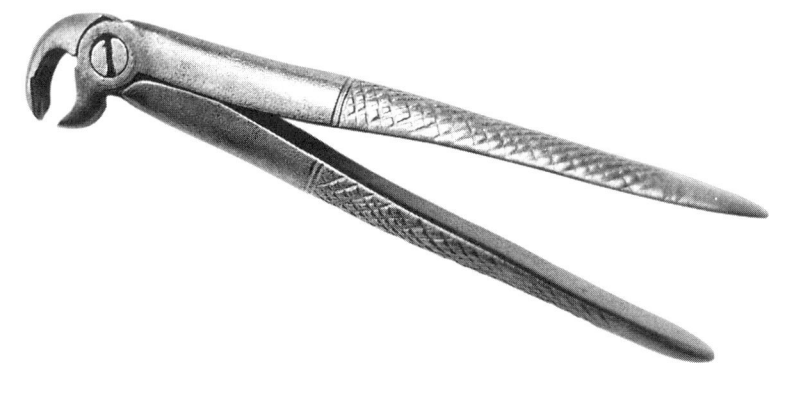

Unter den bäuerlichen Kurpfuschern nahmen die „Zahnreißer" eine besondere Stellung ein. In der Regel blieb ihr Wirken unbeachtet, und nur selten wurde einer von ihnen namentlich erwähnt. Im beschriebenen Gebiet waren es meist Bauern oder Keuschler, nie aber Knechte, die von Zahnschmerzen Geplagten zu Hilfe kamen. Keiner von ihnen hat dieses „Handwerk" je gelernt, der eine oder andere hatte vielleicht einmal einem Bader zugesehen. Irgendwie war man dann in Besitz eines oder mehrerer „Zangl" gekommen und versuchte es eben einmal. War man talentiert und hatte dabei auch Glück, verbreitete sich die Mär vom geschickten „Zahnreißer" in der Umgebung, und man hatte genügend „Kundschaft".

Bei den „Zangln" handelte es sich tatsächlich meist um solche für den zahnärztlichen Gebrauch. Wie mögen sie wohl ihren Weg aufs Land gefunden haben? Immer wieder wurde von den Informanten berichtet, man habe das „Zangl" auf einem Markt, auf einem sogenannten „Fetzen- bzw. Flohmarkt" erworben. Dorthin dürften sie wahrscheinlich aus dem Nachlaß eines Baders oder Landarztes gelangt sein, da solche Gegenstände für die Nachkommen meist ohne jeden Wert gewesen waren.

Noch etwas muß angemerkt werden: Wo immer man mit Informanten sprach, stets war von „Zahnreißen", nie von „Zahnziehen" die Rede. Tatsächlich wurde die ganze Prozedur meist mit großem Kraftaufwand betrieben, so daß oft eine zweite Person den „Patienten" nieder- bzw. festhalten mußte. Schon altersschwache „Zahnreißer" wiederum waren dem allgemeinen Spott ausgesetzt.

Eine Eigenart bäuerlicher „Zahnreißer" war es auch, meist im Freien den Zahn zu „reißen". Der Grund dafür mag wohl gewesen sein, daß es in den damaligen Stuben, meist Rauchstuben, recht finster gewesen war. Es wäre sicher nicht rufförderend gewesen, wegen schlechter Lichtverhältnisse den falschen Zahn zu „reißen".

Reich wurde keiner von dieser Arbeit. Meist gab es dafür ein „Packerl Tabak", seltener wurde mit einer kleinen Münze bezahlt. Oft war das Reißen sogar gratis. Schmerzbekämpfung nach dem Reißen gab es natürlich auch keine, einige der „Zahnreißer" ließen ihre „Patienten" mit einer Flüssigkeit, das konnte z. B. Wasser oder verdünnter Essig sein, den Mund ausspülen.

Selten gab es beim „Zahnreißen" ein Weiterarbeiten in der nächsten Generation. Das war auch verständlich, ging es hier doch meist um die

persönliche Geschicklichkeit, am ehesten versuchte sich noch der jeweilige Ehepartner im Zahnreißen.
Die Abbildung auf Seite 131 zeigt ein „Zahnreißzangl" aus dem Besitz von Alois Wippel vlg. Holzschneider aus Wetzelsdorf i. d. Weststeiermark (Landesmuseum Joanneum, Landwirtschaftliche Sammlung Schloß Stainz).

Johann Aldrian (geb. 1855) vlg. Hansbauer

Johann Aldrian, der „Hansbauer", war 1855 geboren und in der Wiel (Nr.30) zu Hause gewesen. Zur Zeit seiner Hochzeit mit Maria Koch am 14. Juli 1873 in St. Oswald i. Freiland war er am sogenannten „Matizengrund" als „Inwohner" (Untertan ohne eigenen Haus- und Grundbesitz) wohnhaft gewesen. Über seine Ehefrau Maria dürfte er dann auch in den Besitz des „Hansbauernhofes" gekommen sein.
Mit einem geborgten „Zangerl" hat er Zähne gerissen. Von wem er es sich ausgeborgt hatte, war leider nicht mehr festzustellen. Viele schmerzgeplagte Patienten wären zu ihm gekommen. Fürs Reißen bekam er ein Trinkgeld, meist aber etwas Tabak oder Zigaretten. Je nachdem, ob es ein Unter- oder Oberkieferzahn gewesen war, stand der „Hansbauer" beim Reißen vor oder hinter dem Patienten.
Das Ehepaar hatte sechs Kinder, bis auf einen Buben lauter Mädchen. Josefa Kiefer (geb. 1892) vlg. Resch aus Gersdorf war eines der Mädchen des „Hansbauern". Der Vater hatte ihr einmal – obwohl er es bei den eigenen Kindern nur sehr ungern tat – einen Zahn gezogen. Das kam so: In der Zeit des Ersten Weltkriegs habe sie eines nachts starke Zahnschmerzen bekommen. Zuerst tropfte sie „Kranabetöl" (aetherisches Wacholderöl) auf Watte und gab das auf den Zahn. Als es nicht half, weckte sie den Vater, der ihr aber den Zahn nicht reißen wollte. Darauf weckte die Schwester einen serbischen (?) Kriegsgefangenen, der ebenfalls geübt im Zahnreißen war und bei ihnen am Hofe im Stall schlief. Als das der Vater erfuhr, zog er den Zahn sofort. Mit reinem Wasser mußte sie nach dem Reißen spülen. Am nächsten Tag neckte man den Vater, er habe das aus bloßem „Geschäftsneid" getan.

Die Brüder Johann (1876–1952) und Anton Schauer

Das Brüderpaar wurde am Hofe vlg. Schusterjosl in Schönaich (Nr. 18), Gemeinde Wettmannstätten geboren, Johann im Jahre 1876, an das Geburtsdatum von Anton erinnert sich niemand mehr. Über ihre Jugendjahre weiß man, wie üblich, wenig. Johann rückte ein und versah seinen Militärdienst beim Infanterieregiment Nr. 47, welches in Marburg in Garnison lag. Er hatte das Glück, während seiner ganzen Dienstzeit „Bursche" bei einem Offizier zu sein.

Nach Beendigung seiner Militärdienstzeit kehrte er heim auf den heimatlichen Hof und ehelichte die Nachbarstochter. Der dortige Hausname „Saumichl" (Schönaich Nr. 17) blieb ihm ein Leben lang anhängig, bis zu seinem Tod am 10. Juli 1952 war er Keuschler. Er liegt auf dem Friedhof von Wettmannstätten begraben.

An im fiel besonders auf, daß er stets mit einem glatt rasierten Kopf ging. Gerne las er auch Heimatromane, wobei Peter Rosegger sein Lieblingsschriftsteller war.

Er galt als ein lustiger Kerl, zusammen mit seinem Freund, dem „Aumüller", hat er einmal dem „Höllerhansl" einen Streich gespielt. Es gab damals unter Rindern eine Epidemie, die vor allem deren Leber in Mitleidenschaft zog. Auch sie hatten ein infiziertes Kalb. Von dem nahmen sie „Wasser" und brachten dieses dem „Höllerhansl". Der „Saumichl" gab es als das seine aus. Als der „Höllerhansl" das „Wasser" sah, meinte er: „Oh mei, du kriagst im höchsten Grad die Gölbsucht!" Er gab ihm auch eine Medizin mit, die sie aber wegschütteten! Diese Geschichte ist um so bemerkenswerter, da allgemein immer erzählt wurde, der „Höllerhansl" hätte jeden „falschen Harn" sofort erkannt!

Das Zahnreißen hat er von einer Frau aus dem Sausal gelernt, die dort mit einem „Schlüssel"[1](!) die Zähne gerissen haben soll. Er selbst war in Besitz von zwei „Zangln", einem „Wurznzangl" und einem anderen. Die Enkelin (Maria Schuster, Schönaich) vermutete, daß er diese in Marburg, als er dort in Garnison lag, erworben habe. Die hat er am Hof,

---

1 Tatsächlich gab es „Zahnschlüssel", frühe Geräte zum Ziehen von Zähnen. So ein „Zahnschlüssel" kann durchaus über Märkte in ländlicher Gegend gelandet sein (vgl. dazu: Elisabeth Bennian, Alte medizinische Geräte, S. 203 ff.)

auf einem Nagel an der Wand hängend, aufbewahrt. Der „Saumichl" hatte von weither Zulauf, kein Wunder, hat er doch die Zähne meist „gschmeidi und schnöll" gezogen. Es sollen so viele Zähne gewesen sein, daß sie, nach Aussage seiner Enkelin, noch überall ums Haus herumliegen müßten!
Er riß die Zähne meist in einem verandaartigen Vorbau. Selbst im Freien stehend, ließ er seine „Patienten" mit den Worten : „Setz di auffi af'n Türschwölln" dort auch niedersitzen. Während er nun zog, hielt seine Frau den Kopf des „Patienten" von hinten mit beiden Händen fest. Für die Milchzähne benötigte er keine Zange. Nach dem Ziehen ließ er mit Mostessig oder mit Essigwasser ausspülen.
Manchmal tat er sich als Linkshänder beim Reißen rechtsseitiger Zähne schwer. Zähne gerissen hat er bis zum Ende des Zweiten Weltkriegs, Schwierigkeiten mit der Obrigkeit hatte er deswegen aber nie. Bezahlung bekam er keine, manchmal schenkte man ihm dafür eine Zigarre oder ein Päckchen Tabak.
Ein Bruder Anton („Toni"), der den väterlichen Hof vlg. „Schusterjosl" (Schönaich Nr. 18) übernommen hatte, war bei weitem nicht so erfolgreich. Trotzdem wurde er von Zahnschmerzgeplagten hie und da aufgesucht.

Alois Wippel (1859–1940) vlg. Holzschneider

Franz Wippel wurde am 6. Juni 1859 als Sohn des Keuschlerehepaares Franz und Anna Wippel (geb. Tomberger) geboren. Sein Geburtshaus war der vlg. Mitterbauer in Wetzelsdorf Nr. 48 (später Nr. 43), eines Herzfehlers wegen hat man ihn nie zum Militär eingezogen. Am 16. Mai 1886 heiratete er Josefa Thomann, eine Keuschlertochter (vlg. Schaller) aus seinem Heimatdorf. Franz Wippel wurde der stolze Vater von neunzehn Kindern. Der reiche Kindersegen und das bescheidene Anwesen brachten es aber mit sich, daß man am Hofe unter recht schwierigen Verhältnissen leben mußte.
Franz Wippel versuchte sich in mehreren Tätigkeiten, so z. B. auch als Viehhändler. Er brachte sich selbst das Schusterhandwerk bei, war aber auch ein leidenschaftlicher Jäger und hat gerne Vögel gefangen, vor allem Krähen und Elstern, die er dann dressierte. Er war klein von Gestalt und hatte angeblich ein besonders auffallendes, fliehendes Kinn. Als

Mensch war er ernst, trotzdem galt er auf bäuerlichen Festen als leidenschaftlicher Tänzer.

Als Bauer war er jedem technischen Fortschritt gegenüber sehr aufgeschlossen, trotz geringer finanzieller Möglichkeiten hat er immer die modernsten Geräte besessen. Für seine Umgebung hat er auch Zähne gezogen. Er hat mehrere „Zangeln" besessen, die er angeblich am „Fetzenmarkt" in Graz erstanden haben soll. Dieser traditionelle Markt findet noch heute viermal jährlich zu festen Terminen statt.

Den Zahn gezogen hat er meist im Freien, man mußte sich auf einen Melkstuhl („Melkstühli") setzen.

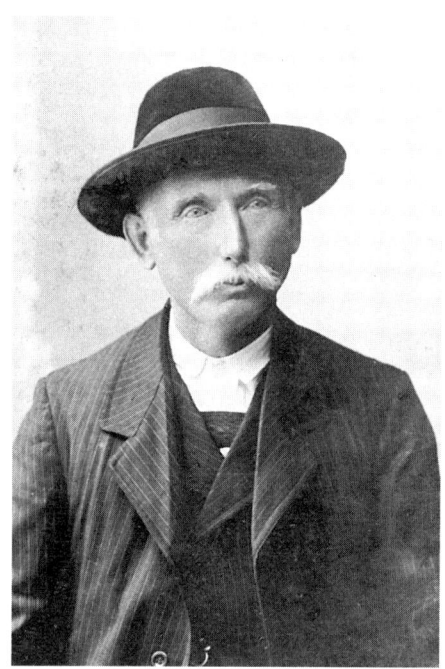

Alois Wippel (Orig. Fotoatelier Jammernegg, Graz)

Dann hat er dem Zahnschmerzgeplagten in den Mund gegriffen, das „Fleischige" (Zahnfleisch) heruntergedrückt und den Zahn mit viel Kraft gezogen. Franz Schuk aus Wetzelsdorf sei dabei das „Wasser" (Tränen) nur so aus den Augen geronnen!

Meist hat ein zweiter den Sitzenden von hinten niedergehalten, so z. B. beim Haarschopf (Franz Schuk) oder bei den Ohren (Alois Wippel/kein direkter Verwandter!). Zum Spülen gab er nichts. Nicht immer „schaffte" er gleich den Zahn, Theresia Muhr vlg. Bergkrampl meinte, er habe seine „Patienten" oft „ im ganzn Gortn ummazaht".

Auch er hat ein Rezept für eine Heilsalbe besessen, das von einem Bauerndoktor namens „Pöschl" stammte, der in St. Andrä im Sausal beheimatet gewesen sein soll. Leider hat es seine Tochter Maria Scheer verloren. Sie erinnerte sich aber noch, daß „Weißwurzn", „Schwarzwurzn" und „Schwalbnwurzn" gewaschen, dann fein geschnitten und in Rindsschmalz und Öl angeröstet worden wären. Dann wäre die noch flüssige Salbe durch ein Tuch kolliert worden. Mit „Schwarzwurzn" allein und in Schweineschmalz mache die Cousine die Salbe noch immer (Ende der 70er Jahre). Viel Kräuterwissen habe der Vater zwar nicht besessen, das wenige aber habe er ihr jedesmal freitags im Winter beim Rosenkranzbeten erzählt (Maria Scheer, Wetzelsdorf). Franz Wippel wurde 80 Jahre alt, er liegt am Friedhof von Preding begraben.

Johann Tomaschitz (1866–1945) vlg. Gregerbauer

Das Besondere des am 6. August 1866 geborenen Johann Tomaschitz war, daß er sich trotz seiner politischen Karriere als Zahnreißer betätigt hat. Er war in der Zeit von 1909 bis 1918 Mitglied des Reichsrates und Landtagsabgeordneter, zudem wurde ihm der Titel eines Ökonomierates verliehen. Er war in Blumegg, heute zur Gemeinde Lannach gehörend, am Hofe vlg. Gregerbauer zu Hause (Blumegg Nr. 92).

Johann Tomaschitz war ein cirka 100 kg schwerer Bauer, der ein „Zangerl" zum Reißen besaß, das er aber auch seinem Nachbarn Oswald vlg. Grinschgl lieh. Wahrscheinlich hat er diesem auch das Reißen beigebracht. Franz Sauer vlg. Gogg aus Hötschdorf, der in Breitenbach am Hofe vlg. Fötsch aufgewachsen war, hatte einst als Schulbub einen Zahn gerissen. Obwohl der „Gregerbauer" nach guter Zahnreißertradition meist im Freien gezogen hatte, ging er mit Franz Sauer in den Stall, weil der Bub soviel geschrien hat. Im Stall mußte sich der Bub auf ein „Melkstockerl" setzen und wurde dort festgehalten. Trotzdem soll der „Gregerbauer" ihn angeblich samt dem Stuhl hochgehoben haben, so fest war der Zahn

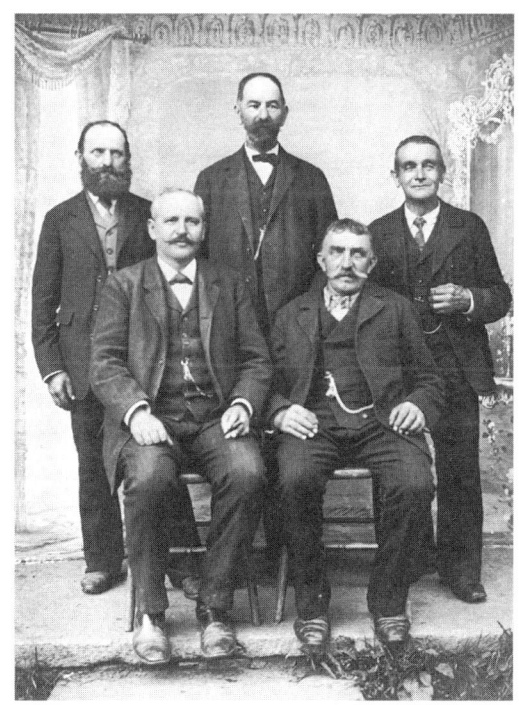

Juli 1911 „bei Herrn Tomaschitz" in Oberblumegg (links sitzend Johann Tomaschitz)

„drinnen gewesen". Unter dem Motto: „Schnaps is gsund" gab er ihm nach getaner Arbeit ein Stamperl zum Ausspülen.

Der „Gregerbauer" verstarb am 15. Februar 1945 und liegt in St. Stefan begraben.

Carl Fauland (1845–1925) vlg. Schneidertoni

Carl Fauland kam am 15. Mai 1845 in Komberg Nr. 24, welches nahe Hengsberg liegt, als Sohn des Hafners Andreas Fauland und dessen Gattin Anna, geborene Pauritsch, zur Welt. Sein Vater dürfte kurz vorher erst Anna Pauritsch geheiratet haben, da die drei älteren Geschwister Josefa Frießnegg als Mutter haben.

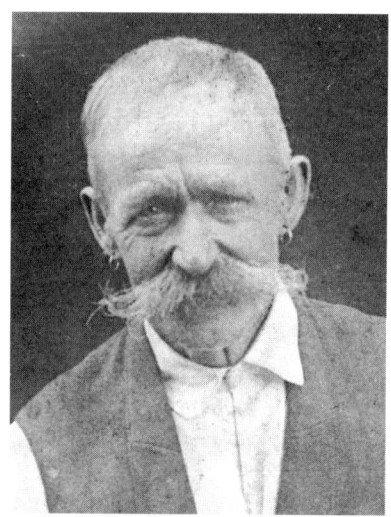

Der „Schneidertoni" mit seinen bemerkenswerten Ohrringen

Laut den Erzählungen seiner Enkelin Gisela Lohr aus Leitersdorf hatte er eine sehr bewegte Jugend gehabt. Angeblich schon mit zwölf Jahren ging er auf die „Walz"[1]. Auf diesen Wanderjahren erlernte er, es war nicht mehr zu eruieren wo, das Bierbrauen. Auf gleichen für uns unbekannten Wegen eignete er sich auch die Technik des Zahnreißens an. Ein Überbleibsel aus seiner Zeit der Walz dürften die beiden dünnen, goldenen Ohrringe gewesen sein, die er Zeit seines Lebens getragen hatte. Beim k.u.k. 27. Feldjäger-Bataillon leistete er seinen Militärdienst und machte laut einer Urkunde den für Österreich so unglücklich verlaufenden Krieg von 1866 gegen Preußen mit.

Im Jahre 1868 wurde er in Mauer bei Wien als „superarbitrirter Real-Invalid" aus der Armee entlassen.

Er kehrte heim und ist zur Zeit seiner Hochzeit in Lichendorf Nr 23 nachweislich wohnhaft. Inzwischen 23 Jahre alt geworden, heiratete er am 5. Februar 1869 die 56jährige Keuschlerin und Witwe Cäcilia Leo-

---

1 „Walz" – Wanderung, Wanderschaft.

pold, die in Leitersdorf Nr. 26 das Anwesen vlg. Schneidertoni besaß und drei Kinder in die Ehe mitbrachte. Als sie starb, zahlte Carl Fauland die drei Kinder aus und kam so in den Besitz des „Schneidertoni"-Hofes, der ihm aber einmal abbrannte.

Der „Schneidertoni" heiratet am 9. September 1879 abermals. Seine Braut Anna Heinrich, vier Jahre älter als er, war eine „Wegfranz"-Tochter aus Leitersdorf. Bis zu seinem Tode am 26. April 1925 war Carl Fauland am „Schneidertoni"-Hof als Kleinlandwirt tätig. Er war 80 Jahre alt geworden und liegt auf dem Friedhof von Hengsberg begraben.

Eine Eigenart von ihm sei hier noch angeführt. Er habe gerne gebetet und Religiöses gelesen, besonders das Johannes-Evangelium hatte es ihm angetan.

Durch erfolgreiche Mundpropaganda wurde er als Zahnreißer bekannt. Natürlich riß auch er die Zähne im Freien. Seine „Patienten" saßen dabei auf einem Stuhl oder einem „Melkstockerl", hinter den „Patienten" stand seine Frau bzw. später seine Tochter und hielt mit beiden Händen den Kopf des „Patienten" fest.

Er besaß mehrere „Zangln", die er angeblich von der Walz mitgebracht hatte. Diese hatte er oft nur in Tabakpapier eingewickelt, und trug sie so in der Hosentasche mit sich herum. Blutete ein „Patient" stark, ließ er ihn oft ausspucken und empfahl ihm mit purem oder mit verdünntem Essig auszuspülen. Oft kamen „Fechtbrüder"[1] zu ihm und sagten" „Vetta, i hob so vü Zahnweh und ka Göd!" Sich wohl seiner eigenen Wanderzeit erinnernd, meinte er „mocht nix" und zog ihnen gratis den Zahn. Seine Entlohnung erfolgte meist in Naturalien, so bekam er z. B. einen Brotlaib oder ein Packerl Tabak, selten ein „Sechserl".

Was die Kräuter betrifft, habe er sich besonders bei denen mit einer heilbringenden Wurzel ausgekannt, so grub er z. B. nach Bibernell- und Kalmuswurzeln, die er bei Magenschmerzen anwendete. Die Wurzeln tauschte er aber auch immer wieder gegen Naturalien ein. Ein Stück „Aloe-Harz" (Aloe) hat er stets in der Tasche eingesteckt gehabt, und schabte mit einem Messerchen bei „Stuhlverstopfung" immer etwas davon ab und nahm es ein.

Zähne gezogen hat er noch, als er schon altersschwach und krank im Bette lag, so daß in der Predinger Gegend überall der Spruch bekannt

---

1 „Fechtbruder" – Bettler; „fechten" (rotwelsch) – betteln.

war: "Da Schneidatoni ziagt di fia a Packl Tobok (fia zwa Sechserl) dreimol um die Keischn herum!"

Wegen des Zahnreißens hatte er nie Schwierigkeiten mit der Obrigkeit. Als es nach seinem Tode aber einmal seine Tochter versuchte, da drohte dieser ein Zahnarzt mit einer Anzeige. Gisela Lohr , seine Enkelin, hat oft beim „Zahnreißen" zugesehen, der Großvater hat sie aber auch immer wieder verjagt, weil sie dabei soviel gelacht hat. Schuld wären die „Patienten" gewesen, „weil die Leit so vü g'zaunt haben, weils so weh taon hot!" (Gisela Lohr, Leitersdorf).

Vater und Tochter als Zahnreißer: Johann Hinterberger und Maria Kleinhappel

Johann Hinterberger (1864–1940), vlg. Fuchsjosl

Johann Hinterberger wurde am 13. Dezember 1864 als fünftes von zwölf Kindern in St. Stefan Nr. 2 (später Nr. 3) geboren. Wie schon seine Vorfahren war er Bauer. Er genoß innerhalb der Gemeinschaft großes Ansehen, kümmerte er sich doch um viele Belange. So gründete er z.B. 1913 die Freiwillige Feuerwehr von St. Stefan und war auch ihr langjähriger Hauptmann. Da vor seinem Hofe eine Kapelle stand, fungierte er auch als Vorbeter beim Maibeten. Er betrieb ein kleines „Kaffeehaus" mit Bierausschank und auch eine kleine Greißlerei. War es da verwunderlich, daß die St. Stefaner ihn 1897 und 1908 zum Bürgermeister wählten?

Er heiratete Maria Jandl und hatte drei Söhne und drei Töchter mit ihr. Er soll auch mit Dr. Josef Steinbauer befreundet gewesen sein, der ihm, nach Auskunft seiner Schwiegertochte Josefa, möglicherweise das Zahnreißen beigebracht hatte, was er auch erst nach dessen Tod ausgeübt hätte.

Der „Fuchsjosl", wie es in St. Stefan hieß, hat die Zähne meist im Freien gezogen. Auf der Hinterseite seines Hauses gab es eine steinerne Stiege, dort mußte sich jeder „Patient", der ihn aufsuchte, hinsetzen. Dann zog er den Zahn. Manche „Patienten" mußten beim Reißvorgang von einer weiteren Person festgehalten werden.

Zum Ausspülen des Mundes nach dem Reißen kochte er selbst immer Eibischtee. Manchen „Patienten" empfahl er auch Eibisch und Kamille zu mischen und mehrere Tage zu Hause noch zu spülen. Der „Fuchsjosl" hatte aber auch sein „Zangl" oft bei sich, so erinnerte sich Anna Grieß aus Kirchberg, er habe ihr den Zahn gleich im Weingarten gezogen! Der „Fuchsjosl" starb am 20. Mai 1940.

Maria Kleinhappel (1896–1966), die „Kleinhappl-Mariedl"

Sie war die älteste der drei Töchter des Johann Hinterberger. Geboren wurde sie am 30. September 1896 am heimatlichen Hof. Dort rief man sie „Mariedl". Als sie am 18. April 1921 den Gastwirt und Grundbesitzer Anton Kleinhappel aus Stallhof Nr. 37 heiratete, nannte man sie nun auch die „Kleinhapplin" oder die „Kleinhappl-Mariedl". Sie zog nun nach Stallhof und hatte mehrere Kinder.

Maria Kleinhappel muß wohl eifrig dem Vater beim Zahnreißen zugesehen haben, denn immer, wenn er nicht zu Hause gewesen war und ein Schmerzgeplagter kam, trat sie in Aktion. Diese „Tradition" setzte sie auch nach seinem Tode fort.

Sie hat eine „richtige Zange" besessen, die sie angeblich vom Sohn eines „wirklichen" Zahnarztes geschenkt erhalten habe. Die meisten „Patienten" kamen am Sonntag nach der Messe zu ihr. Auch bei ihr mußte man mit Eibisch spülen, und wie der Vater war auch sie mit dem „Zangl" unterwegs. So erzählte Eleonore Ninaus vlg. Karmi aus Lemsitz, die „Mariedl" habe ihr die Milchzähne am heimatlichen Hof in der Küche gerissen. Katharina Seiner vlg. Derler aus Sichartsberg erzählte ähnlich: Die „Kleinhapplin" wäre gekommen und hätte gesagt: „Mach auf´s Maul, wo fallt´s´n?" Und gleich darauf hätte sie den Zahn „mit Krachen" gezogen!

Ein Ehepaar als Zahnreißer:
Franz Lind (1839–1911) vlg. Bartl der Universelle
und seine zahnreißende Ehefrau Maria (geb. 1861)

Der Heimathof von Franz Lind war der Hof vlg. Stering (auch „Sallegg-Stering" oder „Steringbauer") in Sallegg 10 (später Nr. 9). Dort wurde er am 9. November 1839 als 3. Kind des Bauernehepaares Anton und Maria Lind (geb. Mandl) geboren. Das Ehepaar hatte sieben Kinder.

Was nun Franz Lind bis 1888 tat, kann nicht mehr in Erfahrung gebracht werden. Sein Vater dürfte etwas vor dieser Zeit den „Stering-Hof" an Anton, den jüngsten Bruder von Franz, übergeben haben und selbst Inhaber eines zinspflichtigen Weingartens, also Berghold, in Bergegg Nr. 12 geworden sein. Bei ihm wohnte damals auch Franz Lind. 1888 wurde nun letzterer Vater eines Sohnes namens Franz (geb. am 12. Jänner). Mutter war Maria Langmann, Bergholdin vgl. Bartl in Bergegg (Dirnberg) Nr.10. Franz Lind, offenbar unmittelbarer Nachbar, bekannte sich zu seinem Sohn und legitimierte sein Verhältnis zu Maria Langmann durch die Ehe am 11. Februar 1889. Er war damals fünfzig Jahre alt, die Braut dagegen 28!

Maria Langmann war 1861 in Graz in der Paulustorgasse Nr. 12 geboren worden. Diese Grazer Hausnummer hatte das äußere Paulustor, welches durch einen Aufbau eine Wohnung erhalten hatte. Maria Langmanns Vater Michael war „Steinarbeiter" gewesen, was immer darunter zu verstehen war, und war zur Zeit der Hochzeit bereits verstorben. Die Mutter Aloisia, eine geborene Pesen, lebte dagegen noch. Nicht zu klären war, auf welchem Wege Maria Langmann „Bergholdin" in Bergegg geworden war.

Nach seiner Hochzeit wohnte das Ehepaar in Bergegg Nr. 10, betrieb eine kleine Wirtschaft, und wieder war der dortige Hofname vlg. Bartl für beide namensgebend. Herr Käfer aus Furth war deren Enkelkind und konnte sich noch gut an die Großeltern Lind erinnern. Seiner Erzählung nach war der Großvater als „Viechdokter", Zahnreißer, und eher selten auch „Dokter" bei diversen Unpäßlichkeiten der Bauern der Umgebung tätig gewesen. Bei all diesen „Behandlungen" hat ihm der Enkel oft interessiert zugesehen. Das tat aber auch die Großmutter, die nach Großvaters Tod vieles allein weiterbetrieb, besonders das Zahnreißen.

Der Großvater war ein guter „Viechdokter" gewesen und hat ausschließlich mit Kräutern geheilt. Besonders fürs Kälbern hatte er eine gute Arznei. Eingriffe, auch kleine, hat er dagegen nie gemacht. Meist hat er die Bauern gefragt, was denn dem Vieh fehle, danach hat er den „Tee" zusammengestellt und „gekocht". Oft und erfolgreich hat er das Vieh bei „Rotsoachen" (Blut im Urin) behandelt.

Am Dachboden des Hauses hatte man eine Kredenz mit „100 Kasteln" – gemeint waren damit viele Laden und Fächer – gehabt, „alles voll mit Teesorten". Im Besitz des Großvaters war auch ein Mörser mit Pistill.

Damit hat er die Kräuter zerstampft. Im Keller hat er dann die Kräuter in einem „10-Liter-Häfen" zu einem Tee „verkocht" und diesen dann in „2-Liter-Flaschen" abgefüllt.

Ganz selten hat er Bauern behandelt, höchstens „ein Absczeß ihnen aufgemacht" oder ihr Rheuma behandelt. Bei Rheuma gab er ein Mittel, für das Kräuter in Schnaps angesetzt worden waren. Bezahlung gab es stets auf freiwilliger Basis, nie hat er deswegen Schwierigkeiten mit der Obrigkeit gehabt.

Zähne gerissen haben sowohl der Großvater als auch die Großmutter. Wenn der Großvater gezogen hat, hat die Großmutter meist den Kopf gehalten und zugesehen. Nach Großvaters Tod zog sie, und deren Tochter – seine Mutter – hielt nun den Kopf des Patienten.

Man zog mit einem einfachen „Zangl", welches schon ein bißchen rostig gewesen war! Man hat es bloß vorher „a bissl ogwischt".

Ernest Kleinhappel, ursprünglich in Bad Gams beheimatet, mußte einmal zusammen mit zwei seiner Geschwister zu ihm. Der Bauer ließ sie gleich im Freien auf eine Stiege setzen und hat dort jedem für ein „Sechserl" den Zahn gezogen.

Meist kamen die Bauern jammernd und mit eingebundenem Kopf zu ihm. „Weh, Votta" jammerten sie. „Kimm her" meinte er und schaute ihnen in den Mund. Hierauf gab er ihnen ein Stamperl „richtigen zwetschkernen" Schnaps zum Trinken. Dann ging es so weiter:

„Do setz di, hin!"

„Maul auf", hineingegriffen und probiert.

„Der is!"

„Zack!" und heraussen war er. Das ist meist sehr schnell gegangen. Dann gab er ihnen wieder ein Stamperl Schnaps und sagte: „Tua eini a bisserl und spuck aus des Ding wieda!"

Der Großvater hat meist gratis gezogen. Als Dank habe er entweder bei Bedarf ein Fuhrwerk geliehen bekommen oder ein andermal wurde ihm Holz oder Futter geschenkt.

Geschichten gab es auch über die „Bartlin". So berichtete Johann Ortner aus Bad Gams, die Mutter hätte ihn „bucklkraxn" zur „Bartlin" nach Bergegg hinaufgetragen. Dort hat diese ihm gleich auf der Kellerstiege den schmerzenden Zahn gezogen. Schon vorher hat sie ein „Schaffl" voll mit Wasser und einen „Holzeimer zum Herausschöpfen" bereitgestellt. Mit diesem Wasser mußte er nach dem Ziehen spülen.

Fürs Ziehen hat sie ein „Packl Tabak" verlangt, – im übrigen war sie eine lustige Person.

Auch Maria Gupper, die in Feldbaum am Hofe vlg. Dengg zu Hause gewesen war, hat die „Bartlin" gleich im Freien den Zahn gezogen. Der Vater habe sie damals hingebracht, und das Ziehen habe sehr weh getan. Auch sie mußte mit Wasser spülen, der Vater habe dafür bezahlt. Die „Bartlin" war damals schon eine alte Frau und dick, sie wäre eher eine „scharfe Mutter" gewesen.

Josef Poyer (1838–1920) vlg. Langthomi

Josef Poyer – auch Pojer oder Poier geschrieben – wurde am 13. März 1838 in Teichgraben geboren. Wie so oft schon ist auch bei ihm nichts über seine Jugend bekannt. Im Alter von 37 Jahren heiratete am 8. Juni 1875 Anna Jakob, eine 25jährige Bergholdstochter aus St. Stefan. Josef Poyer, der „Langthomi", war in Teipl Nr. 29 (später Nr. 31) zu Hause, hatte ein lustiges Naturell, und war nebenbei der wohlhabendste Bauer der ganzen Umgebung. Das konnte man auch daran sehen, daß er in Graz, in der damaligen Vorstadtpfarre zu Maria Hilf heiraten konnte. Seine Ehefrau schenkte ihm viermal Zwillinge, von denen vier Kinder überlebten.

Öffentliches Amt nahm er keines an, er war aber oft der Anführer der Wallfahrer nach Maria Luschari, welches heute im italienischen Kanaltal liegt.

Er betrieb das Zahnreißen als Hobby, aus einem Bedürfnis heraus, anderen helfen zu müssen, und weil er selbst überzeugt war, darin einfach geschickt zu sein. Es ist nicht überliefert, wer ihn das „Reißen" gelehrt hat, und woher das „Zangl" stammte. Letzteres war jedoch ein besonderes Reißinstrument, sein Sohn Franz beschrieb es als ein „Zangl mit Hackl", Johann Deutschmann vlg. Weber aus Graggerer, dem er einst einen Zahn gerissen hatte, nannte es einen „Krahsporn". Er meinte damit, daß das „Zangl" wie der Sporn eines Hahnes ausgesehen habe.[1]

---

[1] Frühe Geräte zur Extraktion von Zähnen sahen z. B. einem Pelikanschnabel ähnlich und hießen daher „Pelikan". Unser Informant nahm eben einen Vergleich aus seiner Umgebung (vgl. dazu: Elisabeth Bennion, Alte medizinische Geräte, S. 200 ff.)

Sein Sohn Franz vlg. Langthomi, heute in St. Josef Nr. 57 wohnend, mußte ihm schon als junger Bub helfen, und wußte so recht gut Bescheid. Der Vater war als Zahnreißer sehr beliebt und hatte großen Zuzug. Auch bei ihm war es üblich, daß er Zähne im Freien zog. Der Patient mußte sich auf eine „Kotzen" (alte, wollene Decke) setzen, die auf einer Stiege lag, Sohn Franz stand dabei hinter dem „Patienten". Mit beiden Händen mußte er dessen Kopf festhalten und dabei einen festen Druck auf die Schläfen ausüben, denn „donn gspiat er´s net!" Ausgespült wurde mit reinem Wasser.

Beim Reißen umwickelte er das „Zangl" mit einem „feinen Tüchl", das er nachher wegwarf, wenn es blutig war. Nach dem Reißen hat der „Langthomi" das „Zangl" stets sauber gewaschen, geputzt und in ein reines Tuch gewickelt. Vergleicht man das mit den Techniken anderer Zahnreißer, so muß man anerkennen, daß hier schon Ansätze von Hygiene vorhanden waren.

Als reicher Bauer hat er für das Reißen normalerweise nichts verlangt. Er hatte nie Schwierigkeiten mit der Obrigkeit, im Gegenteil, die Gendarmen kam auch zu ihm zum „Reißen". Als er aber einmal einen Zahn nicht „herausbrachte" und der „Patient" zu einem wirklichen Zahnarzt gehen mußte, schickte dieser jemanden, der ihm das Zahnreißen verbot. Als dann der Bruder von Franz Poyer zudem noch Medizin studierte, versteckte man dem Vater das „Zangl".

Wie schon kurz erwähnt, hatte er Johann Deutschmann einen Zahn, und zwar einen Stockzahn gezogen. Dazu mußte sich dieser auf ein „Stühli" setzen. Mit seinem „Krahsporn" hat er dann unter großen Anstrengungen den Zahn gerissen. Er hat stark geblutet, und als er nach Tagen auf die wunde Stelle biß, begann es wieder so stark zu bluten, daß die Mutter mit ihm zu einem Arzt gehen mußte. Vorher schärfte sie ihm aber ein, ja nicht zu sagen, daß man beim „Langthomi" gewesen sei, der bereits 30 Kreuzer kassiert hatte. Man hätte ihm den Zahn bei den Barmherzigen Brüdern gerissen...

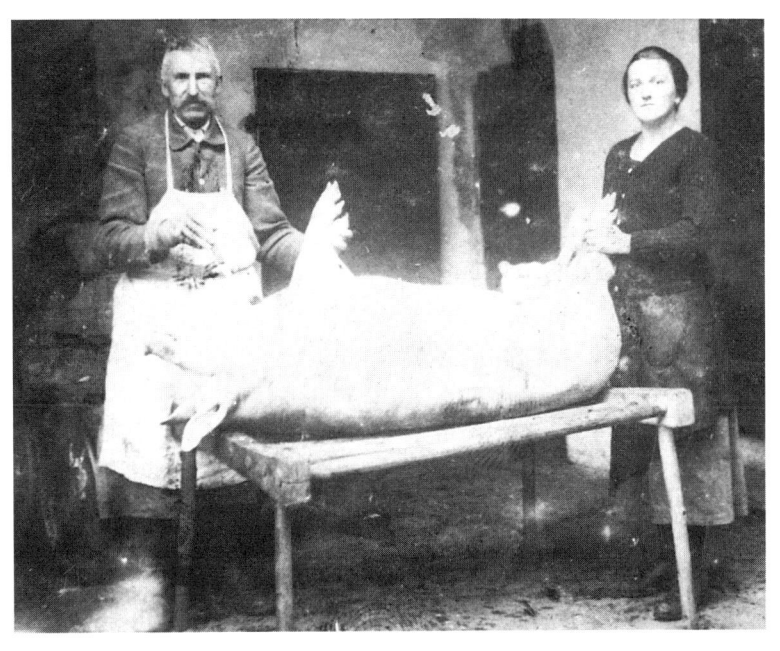

Die „Viechdokter"

Noch schlechter als mit den Humanärzten war es vor etwa 100 Jahren mit den Tierärzten in der Weststeiermark bestellt. Da war es kein Wunder, daß die Bauern zur Selbsthilfe griffen. Unter ihnen gab es dann auch immer welche, die dazu besonders befähigt waren, die besser mit den Tieren umgehen konnten als alle anderen. Diese verfügten dann meist auch über eine gute Beobachtungsgabe, wobei natürlich auch hier das überlieferte Wissen innerhalb mancher Familie eine große Rolle spielte. Am Anfang des 20. Jahrhunderts kam noch hinzu, daß man sich vielfach den Tierarzt nicht leisten konnte, wahrscheinlich aber auch gar nicht bereit war, dafür Geld auszugeben. Die Leistung eines bäuerlichen Heilers dagegen konnte man stets mit Naturalien abgelten.

Es fällt auf, daß die bäuerliche Tierheilkunde weniger auf Krankheiten, sondern vielmehr auf schwierige Geburten ausgerichtet war. Ein Großteil der von den Informanten beschriebenen Fälle bezog sich jedenfalls darauf. So war es weiter nicht verwunderlich, daß die „Viechdokter" mehrheitlich Männer waren, da ja bei der Behebung von Geburtskomplikationen oft viel Kraft notwendig war. Bei den behandelten Tierarten beschränkte man sich auf Rinder und Schweine, seltener auf Pferde. Anderes Getier spielte keine Rolle bzw. es wurde darüber nicht berichtet.

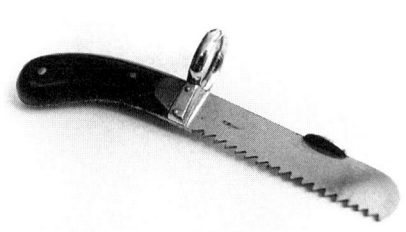

Knochensäge eines „Viehdoktors"
(LMJ Stainz)

Neben Bauern übten sich auch Kurschmiede, Beschlagschmiede und Abdecker, letztere wurden auch Wasenmeister oder Schinder genannt, im Heilen von Tieren. Legal durften dies die Kur- und die Beschlagschmiede, die eine zwei-, bzw. einjährige Ausbildung in Tierheilkunde an der „Hufbeschlags-Lehranstalt" in Graz absolviert hatten. Die Abdecker dagegen wurden schon vor ungefähr 150 Jahren als „...schädliche Einrichtung, welche noch dem finsteren Mittelalter entstamme", „...als ganz über-

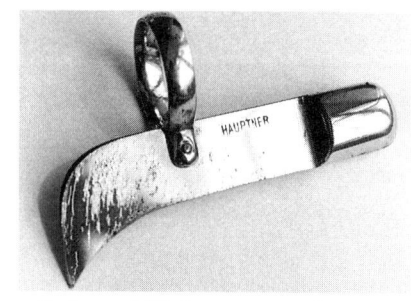

„Geburtshilfeinstrument"
(LMJ Stainz)

Kassette mit Injektionsspritze und zwei Nadeln. Aus dem Besitz von Johann Walter vlg. Terrisch aus Herbersdorf (Landesmuseum Joanneum, Landwirtschaftliche Sammlung Schloß Stainz)

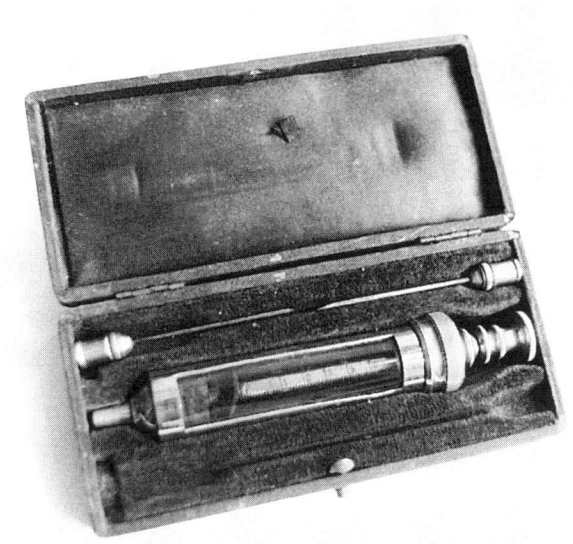

flüssiges Gewerbe mit altherkömmlichen Gebräuchen" usw. bezeichnet (vgl. Mathias Macher, Medizinisch-statistische Topographie des Herzogtumes Steiermark, S. 186). Trotzdem genossen diese das Vertrauen des Landvolks, ja oft mehr als die approbierten Tierärzte, da man ihnen auch magische Kräfte und Heilhandlungen zutraute. Es sei hier aber auch mit Verwunderung vermerkt, daß die Abdecker etwa bis Ende des Zweiten Weltkrieges ihre Arbeit durchaus legal weiterhin ausüben durften!

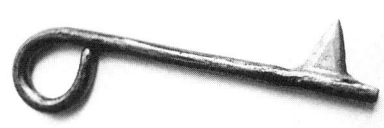

Aderlaßmesser für Tiere (LMJ Stainz)

Mathias Macher verwies darauf, daß Ärzte und Wundärzte damals auch einen Unterricht in Seuchenlehre erhalten haben, der aber allein nur sanitätsärztlichen Zwecken gedient hätte, die eigentliche tierärztliche Praxis wäre ihnen aber in der Regel fremd geblieben.

Handelte es sich beim Tier nun tatsächlich um eine Erkrankung, kamen vor allem pflanzliche Heilmittel in Betracht, welche man unter das Futter mischte oder als „Tee" eingab. Meist wurden die Heilpflanzen selbst gesammelt, und die Medizinen dann auch selbst zubereitet. Erst ungefähr im zweiten Drittel unseres Jahrhunderts wurden auch fertige Arzneispezialitäten verwendet, die meist in Apotheken erworben wurden. Da hatte man meist schon da und dort einem Tierarzt über die Schulter zugeschaut, und sich so ein „Wissen" angeeignet.

Die „Viechdokter" bedienten sich bereits eines reichen Instrumentariums. Wie dieses seinen Weg auf das Land gefunden hat, konnte nicht mehr eruiert werden. Da standen Trokare[1], Aderlaßmesser, diverse säge- bzw. messerartige Instrumente und sogar schon Injektionssets in Gebrauch. Natürlich auch manches Instrument aus der Berufswelt der Schmiede wie z. B. Hufprüfzangen. Alle in diesem Kapitel abgebildeten Instrumente stammen aus dem Besitz des Landesmuseums Joanneum, Landwirtschaftliche Sammlung Schloß Stainz (LMJ Stainz, Fotos: H. Utri).

Interessant war noch, daß manchmal das Heilen von Tieren für einige Familien der Beginn war, es in der nachfolgenden Generation auch am Menschen „zu probieren". Hier begegnete man auch wieder dem Phänomen der Heilerfamilie. Einem der besprochenen Heiler, dem Franz Klug vlg. Peterbauern, gelang das sogar ohne Generationssprung.

Eine Dynastie von Abdeckern und Wasenmeistern: Mathias und Franz Wittinger sowie Franz Schuk

Mathias Wittinger, Schmied und Wasenmeister (1817–1861)

Mathias Wittinger war in Wetzelsdorf Nr. 45 zu Hause und übte dort als Kur- und Beschlagschmied das Schmiedehandwerk aus. Aber nicht nur das, er war auch Abdecker bzw. Schinder oder Wasenmeister, wie man Leute, die dieser so verrufenen Tätigkeit nachgingen, auch gerne zu nennen pflegte. An und für sich war es da schon sehr verwunderlich, daß er das Schmiedehandwerk ausüben durfte, da Schinder normalerweise von der Ausübung jeglichen anderen Handwerks ausgeschlossen waren, sie waren ja einst jeder Standesehre verlustig erklärt worden.

---

[1] Trokar (frz. trois-quarts): dreikantiges Instrument, dolchartige Nadel für Perforationszwecke, in einem Röhrchen steckend, zur Flüssigkeitsdrainage aus Körperhöhlen. Nach dem Einstecken kann die Nadel herausgezogen werden, das Röhrchen bleibt in der Körperhöhle zurück (vgl. Abb. S. 160 und 1619).

Das galt auch noch für deren Kinder! Wie die Henker gehörten sie zu den „unehrlichen Leuten", waren aus der Gemeinschaft ausgeschlossen und mußten abgesondert wohnen. Vielfach hatten auch Personen, die mit ihnen in Berührung kamen, mit ähnlichen Sanktionen zu rechnen, wenn diese Tatsache ruchbar wurde.

Worin bestand nun die so verachtete Tätigkeit der Schinder? Anders als bei den Schlächtern oder Fleischhauern bestand ihre Aufgabe darin, ausschließlich tote Tiere beiseite zu schaffen. Auf Wägen transportierten sie die Tierkadaver auf den sogenannten „Schindanger", wo die Kadaver vergraben werden mußten. Natürlich wurden größeren Tieren die Haut bzw. das Fell abgezogen, eine Tätigkeit, die man als „schinden" bezeichnete. Durch unsachgemäßes und oft vorschriftswidriges Arbeiten trugen die Schinder einst viel zur Ausbreitung von Viehseuchen bei.

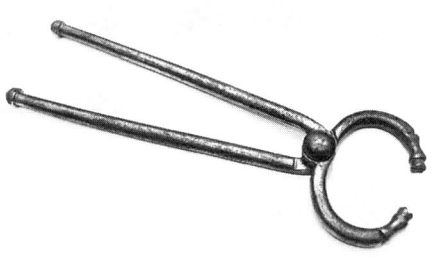

Hufprüfzange zur Feststellung der „Vernagelung" (LMJ Stainz)

Wie man bei Mathias Macher, k.k. Bezirks- und Gerichtsarzt in Stainz, nachlesen kann, war man um 1860 schon sehr um deren Abschaffung bemüht. Das mag der Grund gewesen sein, warum Mathias Wittinger, zwar noch immer als Abdecker tätig, bereits das Schmiedehandwerk ausüben durfte.

Andrerseits traute man ihnen Heil- und Zauberkräfte zu, ähnlich wie den Schmieden. Die Schinder verfügten meist über ein reichliches volksmedizinisches Wissen, durch die Entsorgung der Kadaver machten sie sich auch gewisse Anatomiekenntnisse zu eigen, deren man sich besonders bei Tiererkrankungen, in der Regel natürlich nur im geheimen, bediente.

Was weiß man nun von Mathias Wittinger? Er wurde im Jahre 1817 geboren. Er dürfte aus Wieselsdorf (Nr. 17) stammen, 1850 ist diese Adresse jedenfalls in den Taufprotokollen der Pfarre Preding angeführt. Er war verheiratet mit Josefa Steiner, unbekannt blieb aber bisher Datum und Ort der Eheschließung. 1846 wurde ihnen ein Sohn Franz geboren. Den laufenden Taufprotokollen war zu entnehmen, daß nur wenige der Kinder ihr erstes Lebensjahr überlebten, so Johannes (geb.

10. Februar 1850), Friedrich (geb. 1852) und Elisabeth (geb. 6. Dezember 1855). Ein Zwillingspaar starb gleich nach der Geburt.

Um das Jahr 1854 muß sich Mathias Wittinger dann in Wetzelsdorf niedergelassen und sich dort, abgelegen vom Dorf, ein Haus gebaut haben (Nr. 45). Hinter diesem Haus lag auch der Schindanger. Dort wurden die Tierkadaver vergraben: Über die Kadaver gab man Kalk (Johann Wittinger vlg. Kremser, Pichling). Zusätzlich wurden sie oft noch mit Steinplatten beschwert. Spielende Kinder hielt man mit der Schauergeschichte von den „gliadanen (glühenden) Roßköpf,", die dort herumgeistern würden, vom Schindanger fern.

Ein Nachfahre (Franz Schuk, Wetzelsdorf) erinnerte sich, daß neben der Schmiede, die Mathias Wittinger ja auch betrieb, eine eigene Hütte für das Abdecken stand. Er beschrieb auch den Plateauwagen, auf dem eine Windevorrichtung angebracht war, wo mit eiserner Kette Kadaver auf den Wagen gezogen werden konnten. Der Transport durfte nur nachts geschehen. War ein Tier noch nicht tot, durfte der Wasenmeister es nur erwürgen, keineswegs durfte Blut fließen. Wohl aber war es ihm erlaubt, herumstreunende Hunde mit der Büchse abzuschießen!

„Der Schinder war im Volk das Symbol für jemanden, welcher alles Elend wegräumen mußte; man sah in ihm ein Übel, weil er's Unglück wegräumen mußte. Man wich ihm aus, es war gut, wenn man ihn nicht sah; man hatte weniger Angst vor ihm als Abscheu. Er war nie beliebt, doch er mußte sein!" (Franz Schuk, Wetzelsdorf). Der Informant war auch der Meinung, daß das ganze „Eck", gemeint war damit die unmittelbare Nachbarschaft, vom Fleisch, welches man beim Abdecker erwerben konnte, gelebt haben soll. Das heißt aber, daß nicht alles Fleisch vergraben worden war, ein Verdacht, den auch schon Mathias Macher geäußert hatte!

Aber nicht nur das Fleisch fand Verwendung. Johann Wittinger aus Pichling erinnerte sich, daß sein Vater gleichen Vornamens, der selbst ein Neffe des alten Mathias Wittinger gewesen war, später auch dem „Franzl" geholfen habe, abgezogene Häute zu verkaufen. Im Rucksack transportierte er sie von Preding mit der Bahn nach Graz. Die Häute hätten furchtbar gestunken, er redete sich aber auf mitgeführte Fische aus!

Mathias Wittinger starb 44jährig, am 23. März 1861. Im Oktober dieses Jahres kamen noch Drillinge zur Welt, ein Knabe und ein Mädchen starben gleich, ein weiterer Sohn lebte nur noch zwei Tage.

Franz Wittinger (1846–1911), der Sohn

Nach dem Tode von Mathias Wittinger übernahm dessen Sohn Franz das Abdeckergewerbe des Vaters. Er heiratete am 25. Mai 1879 die Wienerin Maria Novak und verstarb am 31.Juli 1911.
Getrennt von der Wasenmeisterei betrieb sein Bruder Johann am Hofe das Schmiedehandwerk. Johann heiratete am 16. August 1881 in Graz, in der Kirche Maria Hilf Maria Wippel aus Mettersdorf (Nr. 39). Die 28jährige Braut war bereits Witwe. Sie war aber auch die Schwester des Zahnreißers Alois Wippel vlg. Holzschneider aus Wetzelsdorf.

Franz Schuk (1875–1943), der „Wittinger Franzl" aus Wetzelsdorf

Mathias Wittingers Tochter Elisabeth wurde, als sie erwachsen war, Dienstmagd beim vlg. Liedl in Oberzirknitz (Nr. 56). Dort wohnte zu dieser Zeit als Inwohner auch der Hadernsammler Mathias Schug, ein gebürtiger Laibacher. Von ihm wissen wir auch noch, daß er Reservemann im 73. Infanterieregiment „Erzherzog von Württemberg", 3. Kompanie, gewesen war. Es muß damals in St. Stefan ein besonders patriotisch gesinnter Pfarrer im Amt gewesen sein, denn stets hatte er bei einer Hochzeit die militärische Vergangenheit des Bräutigams genau angeführt.
Mathias Schug fing mit Elisabeth Wittinger eine Liebschaft an, ein Resultat daraus war die Geburt eines Sohnes Franz am 1. Juli 1875. Der Kindesvater bekannte sich zu seinem Sohn und legalisierte auch seine Verbindung mit Elisabeth Wittinger durch Eheschließung am 24. April 1876.
Angeblich sei Mathias Schug beim Kirschenpflücken so unglücklich vom Baum gefallen, daß er dabei zu Tode kam. Die Mutter schickte den damals achtjährigen Franz zum Onkel gleichen Vornamens nach Wetzelsdorf. Dort lernte Franz gerade noch die Welt der Abdecker kennen. Als er sechzehn war, schickte ihn der Onkel auf die „Hufbeschlag- und tierärztliche Lehranstalt" nach Graz. Nach einem Jahr hielt er es aber dort vor lauter Heimweh nicht mehr aus und kehrte heim nach Wetzelsdorf.

Er half nun dem Onkel. Nach dessen Tod im Jahre 1911 übernahm er den Hof und führte, selbst kein Wasenmeister mehr, die Abdeckerei weiter. Obwohl sein Familienname „Schug" (später „Schuk" geschrieben) war, bekam er als Vulgonamen den des Onkels und war als „Wittinger Franzl" bald weit und breit bekannt. Im Ersten Weltkrieg rückte er zum Grazer Hausregiment, dem Infanterieregiment Nr. 27 „König der Belgier", ein und kam mit ihm an den italienischen Kriegsschauplatz. Vom Kriege heimgekehrt, widmete er sich wieder der kleinen Landwirtschaft.

Das war aber nicht seine Haupttätigkeit. Von weit und breit kamen die Leute zu ihm, wenn irgendeines ihrer Tiere erkrankt war. Er kannte auch viele Kräuter, wohl noch aus seiner Grazer Lehrzeit, einige baute er auch am Hofe selbst an. Stolz erzählte sein Sohn gleichen Namens, er habe diese alle auch mit ihrem lateinischen Namen gekannt. Neben heimischen Kräutern setzte er vor allem „Patika" (Aloe) und „Hittrach" („Hüttrauch", Arsenik, Arsentrioxid, starkes Gift!) ein. Bücher habe er aber angeblich keine besessen, er habe alles im Kopf gehabt.

Gut bekannt soll er mit dem Apotheker in Groß St. Florian gewesen sein, wo er auch Kräuter und andere von ihm benötigte Heilmittel bezogen habe. Das kann aber nur teilweise stimmen, da diese Apotheke erst 1933 gegründet worden war.

Die Bauern kamen zu ihm bei Krankheiten von Rindern, meist hatten diese Verdauungsbeschwerden, seltener eine Lungenentzündung. Er war ein guter Helfer bei Tiergeburten, vor allem bei schweren. Anton Leitl aus Wetzelsdorf charakte-

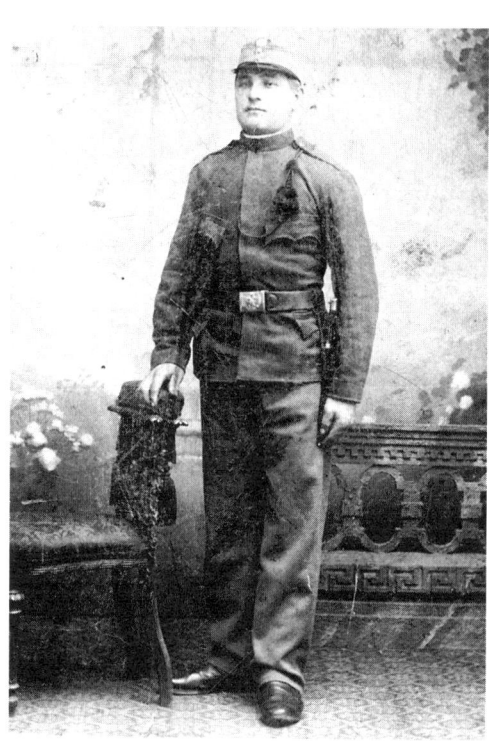

Der Wasenmeister Franz Schuk, genannt „Wittinger Franzl", als Soldat (Orig. Foto von Friedr. Weigend, Eger)

risierte das so: „Is gongan, wor's guat; is net gongan, wor's a guat!" Auch bei Pferden half er bei Verdauungs- und Bauchbeschwerden. Als Entgelt gab es „ein paar Schillinge", meist hat er aber nur seine Spesen verrechnet. Dafür ist er oft „weiß Gott wohin gelaufen!" (Franz Schuk). Die Jause, die er meist auch bekam, nahm er fast immer nach Hause mit.
Maria Scheer aus Wetzelsdorf erinnerte sich, daß bei ihnen einmal eine Kuh erkrankt war. Der „Wittinger Franzl" verordnete „Lorberkia" (Lorbeerkerne), die man mahlen und dann in Wasser aufkochen mußte. Der „Tee" wurde der Kuh eingegeben, dann wurde diese mit Decken zugedeckt und mußte schwitzen, was gut half. Auch gegen Appetitlosigkeit von Kühen wußte er ein gutes Mittel. „Heischneakn" (Heublumen) wurden, zusammen mit Kamillen in Wasser aufgekocht, dann kam Schnaps dazu, das wurde dem Vieh eingegossen.
Sein große Liebe galt aber den Pferden, da kannte er sich besonders gut aus. Er kannte zudem alle Pferdehändler und Zigeuner. Dachte jemand an Pferdekauf, nahm man ihn selbstverständlich mit, ihn konnte niemand hineinlegen, kein „Schlawiner und kein Zigeuner"! Auch für ihn war das stets ein gutes Geschäft, die zufriedenen Bauern bezahlten für die Beratung großzügig, meist wurde eine Provisionsbeteiligung ausgemacht.
Er hatte oft 5 oder 6 Pferde am Hofe, die er krank von Bauern erworben hatte. Er heilte sie und pflegte sie gesund, um sie dann gewinnbringend weiter zu veräußern. So ist auch die vorher angeführte Verwendung von „Hittrach" (Arsenik) verständlich. Es war früher durchaus üblich, dieses Gift Pferden in therapeutischen Dosen zu geben, einerseits „um sie zu größeren Kraftleistungen zu befähigen, andrerseits um magere, unansehnliche Tiere volleibiger zu machen" (Richard M. Allesch, Arsenik, S. 231ff.).
Der „Wittinger Franzl" wurde allgemein als lustig beschrieben. Meist trug er eine blaue Schürze, von der ein Zipfel hineingesteckt war. Er hatte ein riesiges Einzugsgebiet von „Kunden" bis zum Rosenkogel und zur Koralpe hin. Karl Reiterer berichtete im Jahre 1919 in einem seiner Bücher von einem „bäuerlichen Tierarzt in Wieselsdorf, der bis nach Leibnitz und Gleinstätten gerufen wurde". Da bei Karl Reiterer öfters kleinere Fehler bei Ortsangaben vorkamen, könnte er durchaus auch hier „Wetzelsdorf" mit dem davon sehr nahen „Wieselsdorf" verwechselt haben.

Der „Wittinger Franzl" heiratete erst mit 48 Jahren, seine Frau soll „bildschön und aus Gussendorf" gewesen sein (Johann Wittinger, Pichling). Er selbst lief stets barfuß herum und war nie krank. Als er aber einmal erkrankte, führte das auch schnell zu seinem Tod. Er verstarb am 28. Februar 1943.

Drei Generationen Tierheilkundige: Die Familie Walter vlg. Terrisch

Josef Walter (1789 – vor 1866), Huf- und Wagenschmied

Bei der Familie Walter konnten Tierheilkundige über drei Generationen festgestellt werden. Doch blieb man in dieser Familie – anders als in anderen Familien – stets der „Veterinärmedizin" treu und behandelte nie Menschen. Als Ahnherr gilt der am 26. Februar 1789 geborene Josef Walter. Er heiratete eine Maria Schenk, dieser Ehe entstammten, so steht es bisher fest, die beiden Söhne Josef (geb. 1829) und Johann (geb. 1835) sowie eine Tochter Maria. Im Jahre 1835 war Josef Walter in Ettendorf (Nr. 25, bei vlg. Fuchs) bei Stainz nachweislich wohnhaft.
Sicher ist auch, daß sich Josef Walter später als Schmiedemeister in Mettersdorf (Nr. 9) niedergelassen hatte. Das Schmiedehandwerk erlernten auch beide Söhne, der Erstgeborene führte das väterliche Handwerk in Mettersdorf weiter. Als beide Söhne im Jahre 1866 heirateten – Josef im Mai in Groß St. Florian und Johann im Juli in Stainz – war der Vater schon gestorben.
Josef Walter, dem Stammvater, sagte man gute Tierheilkenntnisse nach. Das war nicht ungewöhnlich, galten doch Schmiede – wie schon angeführt – im Volke stets als Vermittler volksmedizinischen Wissens und als Berater bei Viehkrankheiten. Schmiede waren es auch, die jene eisernen Votive herstellten, die man zu bestimmten Tagen Viehpatronen in den ihnen geweihten Kirchen opfern konnte, um das Vieh vor diversem Übel und vor Krankheiten zu bewahren.
Daß Schmiede damals auch Tiere behandeln durften, entsprach durchaus den gesetzlichen Vorschriften. Ein Hofkanzlei-Dekret vom 1. Mai 1790 schrieb vor, „in großen Städten nur solchen Hufschmieden das Gewerbe zu verleihen, welche den tierischen Lehrkurs in Wien absol-

viert haben" (Mathias Macher, Medizinisch-statistische Topografie des Herzogtumes Steiermark, S. 402).

Mathias Macher beklagte in der Steiermark in der tierärztlichen Versorgung größte Mängel. 1880 gab es im ganzen Herzogtum – das schloß die Untersteiermark mit ein – nur 9 Tierärzte mit einem dreijährigen, 46 Kurschmiede mit einer zweijährigen und 66 Beschlagschmiede mit einem einjährigen Lehrkurs. Zudem seien die Kur- und die Beschlagschmiede weitaus mehr „Roßärzte", die sich nur wenig mit der Behandlung der übrigen Haustiere befaßt hätten. So war es nicht verwunderlich, daß bereits ein Hufschmied, wie es Josef Walter gewesen war, innerhalb der bäuerlichen Bevölkerung großes Ansehen als Tierheilkundiger besaß.

Johann Walter, der ältere „Terrisch" (1835–1913)

Johann Walter, der jüngere Sohn, wurde am 17. Februar 1835 in Ettendorf Nr. 25 geboren. Auch er erlernte das Schmiedehandwerk und zog, wir wissen nicht wann, nach Mettersdorf (Nr. 49). Als der 31jährige Johann am 29. Juli in Stainz Wilhelmine Dietrich heiratete, wurde im Trauungsbuch vermerkt, daß er ein geprüfter „Hufbeschlagschmied" sei. Seine 23jährige Braut wohnte damals am Hofe vlg. Törisch (später wohl „Terrisch) in Herbersdorf Nr.1. Wahrscheinlich um dem Bruder nicht Konkurrenz zu machen, zog man um auf den Hof der Braut, der damit für Johann Walter wieder einmal namensgebend wurde.

Als Hufbeschlagschmied mußte er einen einjährigen Lehrkurs am „Tierarznei-Institut" in Graz absolviert haben und genoß wegen seines Wissens innerhalb der bäuerlichen Bevölkerung einen guten Ruf als Helfer bei Tierkrankheiten. Er starb 78jährig am 4. Mai 1913 in Herbersdorf.

Johann Walter, der jüngere „Terrisch" (1878–1963)

Soweit man es bisher weiß, war er nicht in Besitz irgendeines Diploms, so daß man annehmen muß, daß er vom Vater angelernt worden war. Der am 16. Juni 1878 Geborene genoß weitum unter den Bauern großes

Ansehen. Sein Wirkungsbereich erstreckte sich im Norden bis Köflach und im Süden bis ins Sausal.

Er wäre ein bärenstarker Bauer gewesen, sehr lustig, schlagfertig und zu jedem Schabernack aufgelegt. Er hätte es gut verstanden, die Leute anzulügen. „Wenn wer wos gfrogt hot, den hot er glei a Packl Lug gebn und hot hoamli glocht!" Darum war einer seiner Spitznamen „Lugn-Hans", er hatte aber noch einen zweiten, nämlich „Güllwurz-Hans" (Anna Herunter vlg. Amtmi, Herbersdorfegg).

Das sogenannte „Güllen" von Schweinen, in der Weststeiermark sehr verbreitet, geschah meist bei „Rotlauf" (Schweinerotlauf, Erysipelas suum). Manchmal tat es der Bauer selbst, meist aber machte diese Prozedur ein vom Volke anerkannter Heiler. Mit einem spitzen, meist einer Schusterahle ähnlichen Gerät durchbohrte man das Ohr des Schweines und steckte ein Stück „Güllwurz" – ein Wurzelstück der „Heckennieswurz" – durch. Das führte zu heftigen Reaktionen, teilweise verursacht durch bestimmte Inhaltsstoffe der Wurzel. Das Ohr entzündete sich stark und eiterte an dieser Stelle.

Vielleicht glaubte man noch an die alte Vorstellung, man könne eine Krankheit auf weniger wichtige Körperorgane – eben das Ohr – ableiten. Andrerseits wurden durch diese mindergefährliche Verletzung die körpereigenen Abwehrkräfte mobilisiert und es kam zu einer rascheren Heilung des Tieres ohne Medikamente, die man damals ohnehin kaum hatte und die sich die Bauern auch nicht leisten konnten. Der „Güllwurz-Hans" jedenfalls war ein großer Anhänger dieser Methode.

Neben den Schweinen hat der „Terrisch" sich auch bei Kälbern und Kühen gut ausgekannt. Auch er hat, wenn die „Budn" (Nachgeburt) nicht weggegangen war, ein „Gloater" (hauptsächlich aus Leinsamen bestehender Schleim) gekocht und dem Vieh eingegossen. In seinem Besitz waren aber auch schon eine Reihe tierärztlicher Geräte, wie z. B. ein Trokar, wie die Informanten berichteten.

In seiner Umgebung recht angesehen verstarb der jüngere „Terrisch" am 2. März 1963.

Sebastian Eberhard (1871–1950) und sein Sohn Ernest Eberhardt (1908–1982) vlg. Kiendl

Wie schon bei einigen anderen dieser Zunft, kam es auch bei Ernest Eberhardt zutage, daß sein Vater bereits ein „schwarzer Viechdokter" gewesen war. Dieser hieß Sebastian Eberhard (die Schreibweise „Eberhardt" wurde erst 1916 festgelegt) und stammte aus dem kärntnerischen Obergösel in der Katastralgemeinde Kamp im Lavanttal. Dort war er am 13. Februar 1876 in der Sommerehrenkeusche geboren worden. Hier wuchs er auch auf und heiratete am 7. Februar 1898 eine Maria Spieler.

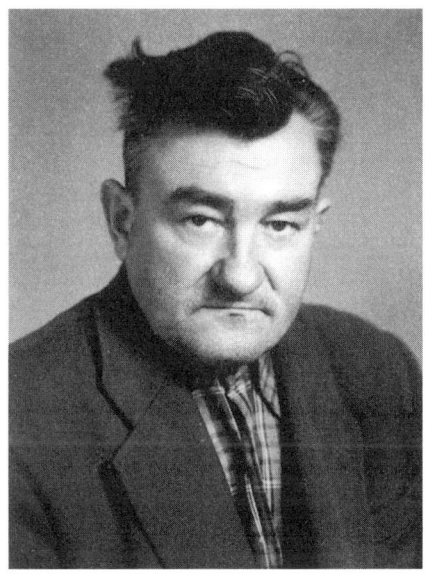

Der „Viehdokter" Ernest Eberhardt vlg. Kiendl aus Tanzelsdorf

Etwas danach, jedenfalls vor 1904, dem Geburtsjahr seines Erstgeborenen Josef Albin, siedelte man in die Steiermark, wo man in Mitterspiel, welches zur Pfarre St. Jakob im Freiland gehört, den Hof vlg. Barhofer (Nr. 38) erwarb. Dort kamen sechs Kinder zur Welt, drei Buben und drei Mädchen. Ein Kind davon war Ernest Eberhard, der am 11. März 1908 das Licht der Welt erblickte.

Das Leben eines Bergbauern war damals recht mühsam, und es blieb nicht viel für die Familie übrig. Der Vater betätigte sich nun auch als „Viechdokter". Woher Sebastian Eberhardt sein tierheilkundliches Wissen hatte, bleibt uns unbekannt. Jedenfalls wurde er rundum bei Erkrankungen des Viehs von den Bauern gerufen. Von seinem Wirken zeugt heute noch ein Trokar („Blähnstecher")[1] in der Landwirtschaftlichen Sammlung von Schloß Stainz.

Um das Jahr 1924 zog die Familie nach Hörbing bei Deutschlandsberg, wo man den Hof vlg. Kiendl erwarb. Sebastian Eberhardt starb dort am 28. August 1950.

---

1 vgl. S. 161 (Abbildung)

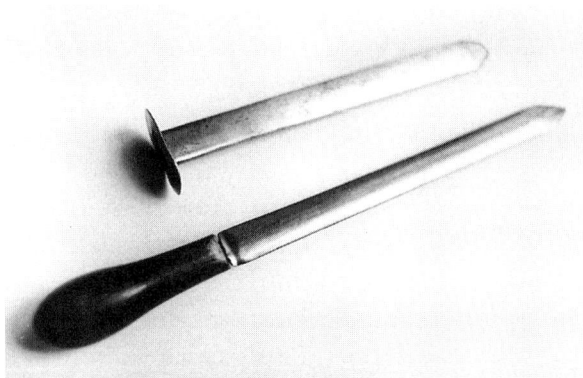

Ein dolchartiger Veterinär-Trokar mit einer „Scheide", die man im Tier steckenlassen konnte (LMJ Stainz)

Bereits von Jugend an begleitete Sohn Ernest den Vater, wenn er zu Bauern gerufen wurde, wobei er noch viel von der alten Heiltradition kennenlernte. Vor Ausbruch des Zweiten Weltkrieges besuchte Ernest Eberhardt in Deutschland eine Fachschule für Tierheiler. Im Zweiten Weltkrieg mußte er einrücken, 1940 heiratete er Anna Kügerl vom Hofe vlg. Steller aus Tanzelsdorf Nr. 29 und zog dorthin. Eigentlich war hier ihr Besitz der Hof vgl. Ameis, doch Anna Kügerl wollte nicht weg vom Elternhof, den ihr Bruder bewirtschaftete. So blieb man zeitlebens dort, das Ehepaar hatte keine Kinder.

Das deutsche Praktikum galt nach dem Kriege in Österreich nicht, und so hatte der „Kiendl" immer wieder Schwierigkeiten mit den Tierärzten, ja er wurde mehrmals angezeigt und mußte Strafe zahlen. Wenn sie auch mit ihm nicht immer eine Freude hatten, wurde er trotzdem von ihnen akzeptiert, nur durfte er gewisse Grenzen nicht überschreiten, was, wie man sieht, hin und wieder doch geschah. Manch Bauer war aber überzeugt, daß der „Kiendl" Krankheiten schneller „sah" (erkannte) als „wirkliche" Tierärzte (Josef Moser, Tanzelsdorf).

Allgemein wurde darauf hingewiesen, daß der „Kiendl" sich laufend aus Büchern weitergebildet und viel an Veterinärliteratur gelesen habe. Der „Kiendl" war ein guter Landwirt, vor allem soll er ein hervorragender Maiszüchter gewesen sein. Seine große Liebe galt auch allen landwirtschaftlichen Maschinen, wovon er sich immer die neuesten kaufte. Auffallend war seine hohe Stimme. Man beschrieb ihn als gutmütigen und auch lustigen Mann. In der Gemeinde war er beliebt und angesehen, er war stets hilfsbereit und kam ohne zu jammern zu jeder Tages- und Nachtzeit und bei jedem Wetter zu den Bauern. Anfangs benützte

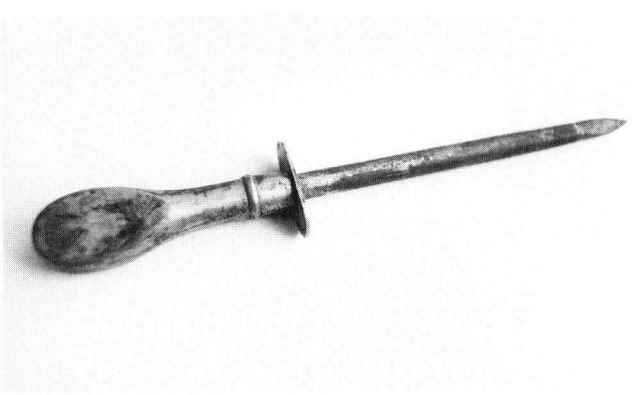

Ein Veterinär-Trokar ("Blähnstecher") aus dem Besitz von Ernest Eberhardt aus Tanzelsdorf (LMJ Stainz)

er dazu ein Fahrrad, später ein Motorrad und dann ein Auto, einen VW-Käfer, welcher schließlich schon zum Markenzeichen für ihn wurde. Mit dem nahm er auch die Leute aus Tanzelsdorf am Sonntag zur Messe mit, führte sie zum Arzt oder sonst wo hin, wenn man ihn darum bat. Das tat er gerne für ein paar Schillinge, aber immer wieder auch kostenlos. Sein Arbeitsgebiet erstreckte sich vom Rosenkogel bis nach Leibnitz, von den Almen bis ins Sulmtal!

Aus dem Krieg brachte er ein Gelenksleiden mit, für das er auch eine kleine Rente bekam. Dieses Gelenksleiden verursachte ihm später immer wieder große Schmerzen, so daß er oft bei seinen Fahrten zu den Bauern von seiner Frau tatkräftigt unterstützt werden mußte.

Kühe untersuchte er auf Trächtigkeit oder auch, wenn sie nicht „stieren" wollten. Ein Spezialist war der „Kiendl" beim Kälbern, besonders dann, wenn die „Budn" (Nachgeburt) nicht weggegangen war. Von ihm stammte auch die Rezeptur einer ganz ausgezeichneten Eutersalbe: Mehrere hartgekochte Eidotter wurden mit Zucker vermischt und das ganze mit Schweineschmalz zu einer Salbe verarbeitet, womit man dann das entzündete Euter einschmierte, was auch sehr gut geholfen hat (Josef Moser, Tanzelsdorf).

Auch Pferde und Schweine behandelte er erfolgreich, bei letzteren machte er auch Kastrationen. Für kranke Tiere gab er Fütterungsanweisungen, manche Medikamente kamen zum Futter dazu, er verordnete auch Lösungen zum Abwaschen. Ja, er soll auch Injektionen verabreicht haben.

Gefürchtet waren bei den Schweinen im Sommer die „Fleck,", rote Flecken auf der Haut der Schweine. Da empfahl er das Einstreuen von

Nußlaub in den Kobel, und es durfte dort ja nicht ziehen (Josefa Kügerl, Tanzelsdorf). Später soll er gegen diese Krankheit auch etwas „gespritzt" haben (Josef Moser, Tanzelsdorf).

Medizinen hat er oft aufgeschrieben, die dann von den Bauern in der Apotheke in Deutschlandsberg geholt worden sind. Den Apotheker dort kannte er aus seiner Zeit in Hörbing gut. Verletzungen behandelte er mit einem „Puder" aus Heublumen (Flos Graminis; wohl sehr fein zerkleinerte Heublumen), gerne verwendete er „Salizyl" (wenn Salizyl-Streupulver), aber auch Brechweinstein (Weinsaures Antimon-Kalium) und Chinin. Hatten Pferde einen dunklen Urin, ließ er sie zur Ader. Er roch Tieren auch zur Diagnosestellung ins Maul.

Nach Beendigung des Zweiten Weltkrieges betreute er in Schloß Frauental die Pferde der englischen Besatzungssoldaten, sein guter Ruf als Tierheilkundiger war bis zu ihnen vorgedrungen! Auch das Vieh des Kreisdechanten von Groß St. Florian behandelte er stets zu dessen größter Zufriedenheit und bekam dafür immer einen besonders guten Meßwein zum Trinken.

Im Oktober des Jahres 1981 stürzte der „Kiendl" so unglücklich vom Heuboden, daß er sich dabei schwer verletzte. Davon erholte er sich nicht mehr, er starb am 26. Oktober 1982 und wurde am Friedhof von Groß St. Florian beigesetzt.

Es sei hier noch angeführt, daß des „Kiendls" Schwester Stefanie, verheiratete Müller, lange Jahre als Hebamme in Deutschlandsberg tätig gewesen war.

Vater und Sohn, die beiden „Herrgott": Johann Gries der Ältere (1858–1945) und Johann Gries der Jüngere (1896–1976)

Wie bei manchen anderen Naturheilern, war es auch hier nicht möglich, in den Erzählungen der Informanten das Wirken des Vaters von dem des Sohnes zu trennen. Beide galten zu ihrer Zeit und im Gebiet rund um St. Stefan ob Stainz als erfahrene Helfer, wenn man Probleme mit krankem Vieh hatte.

Johann Gries (auch Griess bzw. Grieß) der Ältere wurde am 15. August 1858 in dem nahe bei Ligist gelegenen Steinberg (Nr. 23) als Sohn des Keuschlerehepaares Johann und Cäcilia Gries vlg. Hustermichl geboren. Von seiner frühesten Jugend weiß man nichts, später leistete er seinen Militärdienst und dürfte auch an dem einen oder anderen militärischen Unternehmen der k.u.k. Armee teilgenommen haben, da ein Informant ihn als „Radetzky-Veteran" bezeichnet hatte (Franz Kraus vlg. Kogler, Kirchberg). Das war natürlich aufgrund seines Geburtsdatums gar nicht möglich. Eine gewisse Rolle dürfte aber die Kriegsvergangenheit doch in seinem Leben gespielt haben, war er doch 1918 für kurze Zeit Obmann des „k.k. Militär-Veteranenvereins" von St. Stefan. Die ihn noch persönlich gekannt hatten, beschrieben ihn vom Aussehen her als „krumm", womit wahrscheinlich „schon vom Alter gebeugt" gemeint war.

Als er am 17. Juni 1895 die Dienstmagd Maria Zöhrer in St. Stefan heiratete, gaben beide als gemeinsamen Wohnort Teipl Nr. 21 an. Sein Beruf sei „Meier", also Verwalter eines Herrschaftsgutes, gewesen. Kurz darauf muß das Ehepaar das Anwesen vlg. Kleinkurz in Lannach bzw. Heuholz Nr. 27 erworben (gepachtet?) haben. Die Söhne Johann (geb. 5. Februar 1896), Franz (geb. 26. Jänner 1898) und Gottfried (geb. 28. Oktober 1899) kamen noch dort zur Welt, zwei weitere Söhne, Alois (geb. 21. Juni, gest. 23. August 1902) und Josef (geb. 12. Februar 1906) wurden bereits in Kirchberg bei St. Stefan geboren.

Der Grund des Familienumzugs nach Kirchberg ist unbekannt. Jedenfalls waren Johann und Maria Gries von 1901 – 1935 in Besitz des Anwesens vlg. Herrgott (St. Stefan Nr.102 bzw. Kichberg Nr. 101). Das Anwesen war ein typisch weststeirisches Bauernhaus und man betrieb dort eine kleine Landwirtschaft. Woher nun der ältere „Herrgott" sein Wissen als „Viechdokta" nahm, weiß man nicht, er gab es jedenfalls an seinen ältesten Sohn Johann weiter.

Am Hofe befand sich auch einiges an Veterinärliteratur, sicher ebenfalls eine Quelle ihres Wissens. Allgemein wurde der Vater als der bessere Naturheiler bezeichnet. Es muß hier jedoch in Betracht gezogen werden, daß in der Zeit zwischen dem Wirken des Vaters und dem des Sohnes sich auch die Verhältnisse geändert haben, es waren nun schon vermehrt ausgebildete Veterinäre tätig. Sicher wurde nun der junge „Herrgott" mit ihnen verglichen. Mit der Obrigkeit hätten beide jedoch nie Schwierigkeiten gehabt.

Beide „Herrgott" behandelten nur Erkrankungen des Viehs, gern holte man den Vater bei „Leaserentzündungen" (der „Leser" war der Blättermagen der Rinder) und bei Verdauungsbeschwerden. Nie aber heilten sie tierische Knochenbrüche. Während der Vater eher „interne Beschwerden" behandelte, galt der Sohn als guter Geburtshelfer. Der Vater dürfte zudem bei Viehschlachtungen besonders erfahren gewesen sein, da Informanten ihn als guten „Bauernfleischhauer" bezeichneten. Beide „Viechdokter" stellten ihre Medizinen stets frisch her und verwendeten in der Regel pflanzliche Produkte. Diese kochte man in Wasser auf, seihte sie durch ein Tuch und füllte sie in eine Flasche ab. Manchmal kam zu diesem „Tee" auch ein „Pulver" dazu, welches man in Graz in der „Landschaftsapotheke" einkaufte. Ihre Entlohnung bestand stets in einer freiwilligen Spende.

An Pflanzen, die man entweder selbst im Bauerngarten anbaute oder in der Umgebung sammelte, waren Anna Grieß, der Witwe des jüngeren „Herrgott" noch folgende Kräuter in Erinnerung: Der seltene „Wasserhalm"(?), Bibernell, Eibisch, „Roanfl" (Rainfarn), braune Minze. Kühe bekamen auch Tabak, wenn sie nicht „eindrucken" (wiederkauen) konnten. Man verwendete auch pulverisierten Kalmus (die Wurzel) und vom Lorbeer dessen Blätter. Man gab „Brunzpulver" (?) – angeblich „für den Harn" – und „Bockspulver"(?), wenn ein Stier nicht „springen" wollte. Letztlich sammelte man Nußlaub und trocknete es. Dieses bekamen Tiere, die Blut im Harn hatten.

Ein Informant (Franz Knopper vlg. Kindl, Lemsitz) erzählte, der alte „Herrgott" habe bei vielen Erkrankungen den Rat gegeben, 3 Löffel „Glaubersalz" (Natriumsulfat) und 1 Löffel „Galaun" (Alumen, Alaun, Kaliumaluminiumsulfat) in Wasser zu lösen und das ins Trinkwasser der Tiere zu geben. "Glaubersalz" diente als Abführmittel, während „Galaun" eine zusammenziehende Wirkung besaß.

Der ältere „Herrgott" starb zu Jahresbeginn 1945. Sein Sohn gleichen Vornamens wurde – wie schon erwähnt – an 5. Februar 1896 noch in Heuholz geboren. Am 23. Jänner 1934 heiratete er Anna Wippel aus Kirchberg. Von 1935 – 1969 war das Ehepaar in Besitz des Anwesens vlg. Herrgott, St. Stefan Nr. 102. Johann Grieß machte den 2. Weltkrieg als Funker mit und wurde nach dem Kriege Postangestellter. Nebenbei bewirtschaftete er den Hof und starb schließlich am 18. August 1976.

Die Informantenberichte über die beiden „Herrgott" waren stets positiv, aber leider meist recht kurz. Eine Ausnahme war Katharina Seiner vlg. Derler aus Sichartsberg. Sie kannte den älteren „Herrgott" noch persönlich. Er habe stets viel „gekeppelt" und viele Lügengeschichten erzählt. Einmal sei er wegen eines kranken Kalbes zu ihnen gekommen. Da sie als Kind viel unter Nasenbluten litt, bat die Mutter den „Viechdokta", er möchte doch nach dem Stallbesuch zu ihnen in die Küche kommen. Dort klagte sie ihm das Leid der kleinen Katharina, sie wisse sich nicht mehr zu helfen. Der „Herrgott" fragte, ob sie „Galaun" zu Hause habe. Davon sollte sie ein wenig in Wasser lösen und diese Flüssigkeit durch die Nase aufziehen. Das hat wirklich gut geholfen. Von da an hatte sie, wenn sie fortging, stets „Galaun" eingesteckt.

Genovefa Rosenthaler (1874–1965), die „Karlschafferin"

Die „Karlschafferin" war in Grötsch Nr. 44 zu Hause, welches rechtseitig des Laßnitzbaches, ungefähr zwischen Preding und Hengsberg, liegt. Ihr Geburtsort war jedoch der Nachbarort Mallitsch, wo sie am 6. Dezember 1874 geboren worden war. Georg und Genovefa Zweidick hießen die Eltern, die den Hof vlg. Bachhansl in ihren Besitz hatten (Mallitsch Nr. 5).
Am 21. Mai 1901 heiratete Genovefa den Grundbesitzer Johann Rosenthaler. Er war der Besitzer von Grötsch Nr. 44 vulgo Karlschaffer. Der Vulgoname wurde für Genovefa Rosenthaler somit wieder einmal namensgebend. Am 2. Juni 1902 wurde dem Ehepaar der Stammhalter geboren, der, wie der Vater, auf den Namen Johann getauft wurde. 1903 folgten Zwillinge, die leider nicht lebensfähig waren.
Wie nun die „Karlschafferin" zur Tierheilkunde fand, ist uns unbekannt. Genovefa Rosenthaler galt als eine „Spezialistin" bei allen Erkrankungen der Schweine. Beim „Saufadeln" holte jeder Bauer im weiten Umkreis die „Karlschafferin" zu Hilfe, was immer auch das Problem war. Sie stellte auch eine spezielle Einreibung her, wenn ein Schwein mit dem „Kreuz" Schwierigkeiten hatte, – man rieb es damit ein und nach einigen Tagen war alles wieder in Ordnung.
Die „Karlschafferin" liegt in Hengsberg begraben.

Der Tierarzt Jacob Spiessl (1841–1914) und sein Sohn Ernest (1879–1935) vlg. Wiesentofferl

Erstmals ist hier von einem „praktischen Tierarzt" die Rede. Dieser hieß Jacob Spiessl und war in Lamperstätten Nr. 31, am Hofe vlg. alter Münzer zu Hause. Er stammte aus Langaberg, Pfarre Lang, das ist in der Nähe von Lebring. Dort wurde er am Hofe vlg. Kuchlmichl (Langaberg Nr. 19) am 10. Juli 1841 geboren. Seine Eltern hießen Konrad und Anna (geb. Zettl) Spiessl, der Vater war Berghold, also Inhaber eines zinspflichtigen Weingartens.

Einmal mehr weiß man nichts über seine Jugend, man weiß auch nicht, wie er zum „praktischen Tierarzt" wurde bzw. ob er überhaupt mit Recht diesen Titel führen durfte. Denn in den uns als Quelle zur Verfügung stehenden kirchlichen Matrikeln wurde oft sehr großzügig mit den diversen Berufsbezeichnungen umgegangen. Jacob Spiessl wurde darin jedenfalls mehrmals als solcher „Tierarzt" bezeichnet.

Im Jahre 1876 war er in Lamperstätten Nr. 17 wohnhaft. Am 7. Juli 1876 wurde er Vater eines außerehelichen Sohns Alois. Er bekannte sich dazu, und ehelichte die Kindesmutter noch am 8. Oktober dieses Jahres. Die Braut hieß Zäzilia Herzog und war die Tochter des Keuschlerehepaares Conrad und Zäzilia (geb. Zinser) Herzog, wohnhaft in Lamperstätten Nr. 13 am Hofe vlg. Weber. Die Eheleute zogen zusammen und wohnten nun lebenslang, vorerst zwar nur als Inwohner, später als Besitzer in Lamperstätten Nr. 31. Am 1. Dezember 1877 kam dort ein Sohn Franz zur Welt, der leider sechs Tage später schon starb. Ein weiterer Sohn, auf den Namen Ernest getauft, erblickte dort am 23. Oktober 1879 das Licht der Welt.

Über das weitere Wirken des Jacob Spiessl ist nichts überliefert, es ist alles schon zu lange her. Am 21. März 1893 erlag seine Ehefrau einem Krebsleiden, er selbst starb 73jährig am 7. November 1914 an einer Blutvergiftung.

Sein Sohn Ernest (das Foto auf S. 147 zeigt ihn beim Schlachten einer Sau) mußte das Interesse des Vaters für Tiere geerbt haben und sicher auch die Gabe mit Tieren richtig umzugehen. Vom Vater lernte er alles Wissenswerte, um sich künftig als „Viechdokter" zu betätigen. Am 15. August 1904 heiratete er die in Preding wohnende Maria Jager und hatte zwei Töchter mit ihr. Die Eltern seiner Frau dürften aus der ehemaligen

Untersteiermark stammen, beim Vater, einem Zimmermann, war die Pfarre St. Martin in Ponikl (Ponigl, sloven. Ponkva; einst zur k. k. Bez. Hauptmannschaft Cilli gehörend) als Taufkirche angegeben worden. Ernest und Maria Spiessl erwarben das Anwesen vlg. Wiesentofferl in Leitersdorf Nr. 25 und ließen sich dort nieder.

Ernest Spießl hatte bald bei den Bauern einen sehr guten Ruf als Tierheiler. Er behandelte meist mit „Tees", die er selbst herstellte. Gut und erfahren war er vor allem auch beim Kälbern. Wurde er zu den Bauern gerufen, fuhr er mit „Galeßwagn" hin, die Bezahlung erfolgte immer auf freiwilliger Basis. Angeblich hatte er nie Schwierigkeiten mit der Obrigkeit wegen seiner kurpfuscherischen Tätigkeit.

Der „Grundbesitzer und Nutztierbehandler" Ernest Spiessl starb am 18. August 1935 und ist in Hengsberg begraben.

Wilhelm Spitzer (1904–1970) vlg. Schneiderwilli

Die Eltern von Wilhelm Spitzer waren in Wohlsdorf Nr. 30, am Hofe vlg. Schneider zu Hause. Infolge familiärer Schwierigkeiten zogen sie bereits vor seiner Geburt nach Graz, so daß Wilhelm am 3. Juli 1904 auch hier geboren wurde. Nach ungefähr fünf Jahren kehrte man jedoch nach Wohlsdorf zurück. Wohlsdorf liegt in der Nähe von Wettmannstätten, wo der kleine Willi dann auch zur Schule ging.

Zeitlebens war er Bauer am Hofe vlg. Schneider. Als er einmal wegen einer Viehkrankheit zu einem Tierarzt mußte und naturgemäß einen der „schwarzen Bauerntierärzte" aufsuchte, ging er, nach Aussage seines Sohnes, wahrscheinlich zum „Pirser" (Josef Uhl aus Rassach). Von ihm erhielt er in der Folge seine ersten Unterweisungen in

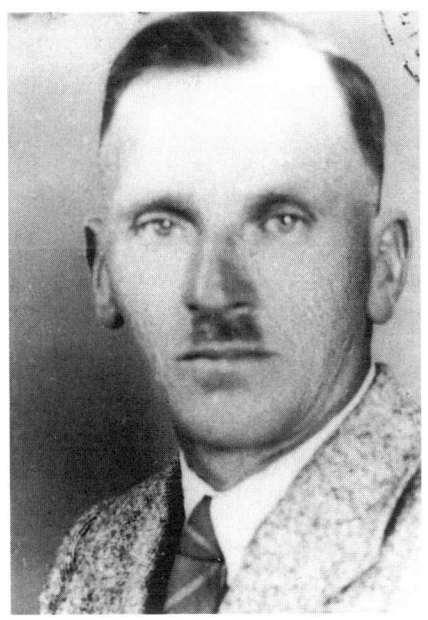

Wilhelm Spitzer vlg. Schneiderwilli

der bäuerlicher Tierheilkunde. Der Willi ließ es aber dabei nicht bewenden, durch Lesen verschiedener Heil- und Kräuterbücher bildete er sich auch selbst weiter. Bald schon war er ein gern aufgesuchter „Viechdokter", wobei ihn auch ein alter Apotheker in Groß St. Florian bei seinen Tätigkeiten sehr beraten haben soll.

Der „Schneiderwilli" machte den Zweiten Weltkrieg als Soldat mit. Als Mensch war er sehr lustig und hat gerne getanzt. Schwarzfischen und später das Mopedfahren, das waren seine großen Leidenschaften. Seine „Kunden" sagten über ihn gerne folgenden Spruch: „A Dokta ohne Gradn (ohne Doktorgrad!), konn net vül hölfn und net vül schadn!"

Viele seiner verwendeten Kräuter hat er selbst gesammelt, manche hat er aber auch in der Apotheke in Groß St. Florian gekauft. Die selbst gesammelten hat er büschelweise am Dachboden getrocknet. Seine Hauptmedizin waren „Tees", die er immer selbst am Herd zubereitet hat. Er bereitete die „Tees" aber nicht in Wasser, sondern stets in Rotwein zu. An Kräutern verwendete er unter anderem die „Haslruam" (Haselwurz), „Roanfl" (Rainfarn), echte und „wilde" Kamille bzw. Feldkamillen, römische Kamillen, Eibisch, Wermut, „Linset" (Leinsamen), „Osang" (auch „Asang", Stinkasant), Eichenrinde, Myrrhe, „Galmaswurzn" (Kalmus); besonders erfolgreich hat er bei Rindern die „Leaserentzündung" behandelt.

Er benützte aber auch mineralische Drogen, so „Galaung" (auch „Galaun", Alaun), Minium (Mennige), Kaliumpermanganat, gereinigtes Petroleum; bei Schwellungen an den Gliedmaßen von Tieren vermischte er Essig, „Galaung" und Kornmehl zu einen Brei und legte diesen auf. Gab er einem Tier Myrrhe, höhlte er vorher eine Kartoffel etwas aus, gab diese hinein, verschloß sie wieder und gab sie so dem Tier zum Fressen. Er wendete viele alte Rezepturen („Rezepte") an.

An Medikamenten aus dem Besitz des Vaters hatte im Jahre 1977 sein Sohn noch einen „Restitutionsfluid", „Ferrovin-Ampullen" und eine unbekannte, schon verdorbene Salbe sowie an Geräten eine Klauenzange, ein Klauenmesser, eine Arterienklemme und eine Klistierspritze.

Wilhelm Spitzer, der „Schneiderwilli", verstarb am 4. Dezember 1970.

Karl Strohmayer (1909–1990), der „Kälber- oder Schloßkarl", auch „Pfeiferkarl" genannt

Karl Strohmayers Eltern waren in Prarath beim vlg. Kandlbauer Inwohner. Prarath liegt in der Nähe von Gleinstätten. Dort wurde Karl am 24. Jänner 1909 geboren und hatte noch sechs weitere Geschwister, zur Schule ging er in Gleinstätten. Sein Vater fiel im Ersten Weltkrieg und die Mutter heiratete ein zweites Mal. Als Karl etwa 18 Jahre alt war, wurde er Ziegelarbeiter in der dortigen Fabrik. Die Zeiten wurden aber immer schlechter, und so wurde er wie so viele andere auch entlassen.

Auf der Suche nach Arbeit wanderte er in Richtung Groß St. Florian, und traf dort einen Mann, der gerade Milch vom Schloß Dornegg zum Zug brachte. Sie kamen ins Gespräch, und dieser Mann empfahl ihm, sich im Schloß als „Schweizer" zu bewerben. Er tat das und wurde sofort angestellt (1931). Sein Halbbruder Franz Vollmeier aus Gussendorf, der diesen Beruf später ebenfalls ausübte, erklärte, „Schweizer" bedeute soviel wie „Melker".

Im Schloß hatte man damals 90 Stück Vieh, davon waren 60 Kühe. Da gab es schon einiges zu melken. Die Arbeit begann um 4 Uhr früh und dauerte bis etwa 10 Uhr vormittags, dann hatte man Pause bis 16 Uhr, danach mußte wieder bis cirka 19 Uhr gearbeitet werden! Es gab aber auch immer viel trächtiges Vieh. Karl half beim Kälbern tatkräftig mit und sah auch den Tierärzten bei deren Tätigkeit zu. So entwickelte er sich bald selbst zum Spezialisten, zudem besuchte er einige Kurse im Grazer Tierspital. Bald „kälberte ohne ihn keine Kuh!"(Franz Vollmeier, Gussendorf). Er hatte das riesige Einzugsgebiet von Ligist, ja bis hinauf auf die Almen, bis hinunter zum Demmerkogel und bis nach Wildon! Damals bekam er auch seine beiden Spitznamen, nämlich „Kälber- oder Schloßkarl".

Der „Kälberkarl" mußte nicht einrücken. Man benötigte ihn dringend im Schloß, da einerseits kein Tierarzt mehr da war, andererseits mußte die Dornegger Landwirtschaft das Landeskrankenhaus in Graz täglich mit frischer Milch beliefern.

Der „Kälberkarl" heiratete 1946 eine Gussendorfer Bauerntochter vom Hof Mandl vlg. Pfeifer und kam so zu seinem dritten Spitznamen, nämlich „Pfeiferkarl". Dieser Ehe entsprossen zwei Kinder. Er wurde nun

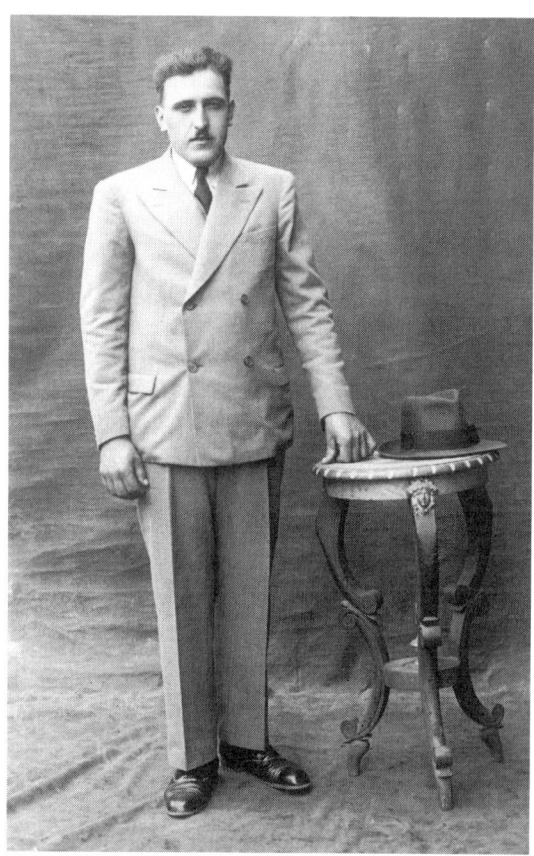

Karl Strohmayer, der „Kälber- oder Schloßkarl", auch „Pfeiferkarl" genannt.

Bauer, nebenbei, und zwar schon zu der Zeit, als er im Schloß angestellt war, handelte er auch mit Vieh. Er kaufte es von den Bauern und verkaufte es nach einigen Tagen weiter. Das „Viehdoktern" nahm aber seine meiste Zeit in Anspruch, angeblich hatte er nie Schwierigkeiten mit den echten Tierärzten. Oft begleitete ihn sein Halbbruder Franz auf seinen Gängen zu den Bauern. Sie fuhren viele Jahre mit den Rädern, später kaufte er sich ein „Moperl" (Moped), erst in den späten 60er Jahren leistete er sich auch ein Auto.

Inzwischen ließ er sich von seiner ersten Frau scheiden, heiratete Elfriede Greiner, die das Gasthaus „Greinerwirt" in Unterbergla bei Groß St. Florian betrieb. Der „Kälberkarl" wurde nun Wirt und blieb es bis zu seinem Tod.

Alle Informanten beschrieben ihn als besonders kräftig. Das kam ihm beim Kälbern zugute, da oft der Tierarzt zu schwach war. Beim „Kälberkarl" dagegen „hots ka Kuah gebn, wo er's Kolb net kriagt hot!" (Franz Pirker, Petzelsdorf). Diese Kraft setzte er aber auch oft und sehr wirkungsvoll beim Raufen ein. Auch da stellte er seinen Mann. Er wurde überhaupt als sehr lustig und gesellig beschrieben, gerne war er bei allen bäuerlichen Festlichkeiten dabei.

In der Kriegszeit gab es in diesem Gebiet keinen Tierarzt, und so wurde der „Schloßkarl" überallhin zu den Bauern gerufen. Man holte ihn zu jeder Tages- und Nachtzeit. Er kaufte viele seiner Medizinen, mischte aber auch vieles selber zusammen. Daß er sich Wissen aus Büchern angeeignet hat, glaubt man nicht. War ein Bauer begütert, bekam der „Schloßkarl" bezahlt, für ärmere tat er es auch für eine Jause, oft aber nur für ein „Vergeltsgott!"

Viele meinten, der „Kälberkarl" habe mehr verstanden als mancher Tierarzt. Franz Pirker erinnert sich, daß einmal eine der Kühe nicht fraß und man den Tierarzt holte. Der besah sich die Kuh und meinte, der „Leaser" wäre verlegt. Man holte den „Kälberkarl" und der stellte sofort fest: „Ein Fremdkörper", was sich auch als richtig erwies (Franz Pirker, Petzelsdorf).

Einmal, es muß 1942 gewesen sein, radelte er mit seinem Bruder Franz zum „Felber", wo es beim Kälbern einer Kuh Schwierigkeiten gab. Dort hatte man bereits die trächtige Kuh mit ihrem Hinterteil zum Stallfenster getrieben, im Leib der Kuh je einen Vorder- und einen Hinterfuß des Kalbes mit einem Seil umwunden. Das Seil wurde durch das Fenster an einem Traktor befestigt und so wollte man die Kuh vom Kalb befreien. Der „Kälberkarl" bezeichnete die Beteiligten als „deppert", band das Seil los, griff in die Kuh, diese machte einen „Pressa und dos Kaiberl wor do"! Die Jause der dankbaren Bauersleute für den „Kälberkarl" und seinen Bruder fiel reichlich aus! Wein und ein großes Stück Geselchtes gab man ihnen zum Essen. Da meinte der „Kälberkarl" zur Bäuerin: „Mei, Mammi, wissen se, mia hobn ka Zeit, mia hobn no so vüle Weg. Schneid's a klanes Stückl oba! Des nehm ma mit, des tua ma dahoam jausn. Und die, obagschnittn hot sie net, sie hot des ganze Grudn (Grude, Gruden; Brocken) einpockt!" Hat der Karl zum Bruder gesagt: „Du, gscheit muaßt sei, essn hät ma des net gmecht, do homma a por Tog wos!" (Franz Vollmeier, Gussendorf).

Einmal ließ ihn auch der Kreisdechant Kern von Groß St.Florian zu einer kalbenden Kuh rufen, wo Komplikationen eingetreten waren. Der

„Kälberkarl" machte seinem Namen alle Ehre. Der dankbare Kreisdechant revanchierte sich mit einer entsprechenden Jause und einem ordentlichen Schluck Meßwein. Es muß wohl an der Menge gelegen sein, man berichtete jedenfalls, daß der Nachhauseweg dem „Kälberkarl" recht schwer gefallen war.

Als der „Kälberkarl" 1970 schwer erkrankte, schränkte er seine Tätigkeit stark ein. Er verstarb am 17. Dezember 1990 und liegt am Friedhof von Groß St. Florian begraben.

Josef Uhl (1858–1947) vlg. Pirser, Zahnreißer und Viehdoktor

Josef Uhl wurde in Tanzelsdorf Nr. 15 am Hofe vlg. Ambrosschneider am 15. März 1858 geboren. Er war das älteste einer ganzen Schar von Kindern, die das Keuschlerehepaar Simon und Barbara (geb. Wippel) Uhl in die Welt setzte. Nichts weiß man über seine Jugend. Später wirtschaftete er als Bauer am Hofe Rassach Nr. 4 (vlg. Pirser), wo er auch bis zu seinem Tode blieb. Eine Unterbrechung trat nur im Ersten Weltkrieg ein: Jetzt mußte er, wie viele andere aus dieser Gegend, mit dem Infanterieregiment Nr. 47, das Marburg als Garnisonsstadt hatte, in den Krieg ziehen, obwohl er damals schon an die 60 war.

Vom Gemüt her war er recht lustig und hat gerne Witze erzählt. Nebenbei betätigte er sich auch als Schnapsbrenner und zog mit seinem „Kessel" von Bauer zu Bauer. Der „Pirser" verstarb hochbetagt am 3. März 1947.

Wie eine Reihe anderer geschickter Bauern war auch er ein häufig aufgesuchter Zahnreißer und zudem ein bewährter Helfer bei vielen Erkrankungen des Viehs. Je nach eigener Erfahrung wurde er von den Informanten eher als „Zahnreißer" oder als „Viehdoktor" eingestuft.

Seine Enkelin (Reiner vlg. Keuschentoni, Tanzelsdorf) erinnert sich noch an einige Kräuter, die er selbst gesammelt und zu Hause getrocknet hat, so z. B. Arnika, Lavendel, „Hanskräutl" (Johanniskraut), Bibernell, „Zinnheu" (Ackerschachtelhalm, Zinnkraut). Arnika setzte er meist in Schnaps an. Es war eine Eigenart von ihm, von den Kräutern selbst nichts herzugeben, sondern den Leuten zu empfehlen, dieses oder jenes „Kräutl" bei bestimmten Krankheiten, z. B. bei Rheuma, selbst zu sammeln.

In der Erinnerung einer Informantin (Ofner vlg. Pirser, Rassach) hat er sogar den Leuten die Kräuter „in Latein" aufgeschrieben. Das kann nur den Zweck gehabt haben, daß beim Kauf in der Apotheke das richtige erworben wurde. Angeblich hatte der „Pirser" sein Kräuterwissen von seiner Schwester, die im „Feldhof" (LSKH, Landessonderkrankenhaus) „Oberin" gewesen und dort die Apotheke betreut habe. Der „Pirser" hatte auch ein Kräuterbuch besessen.

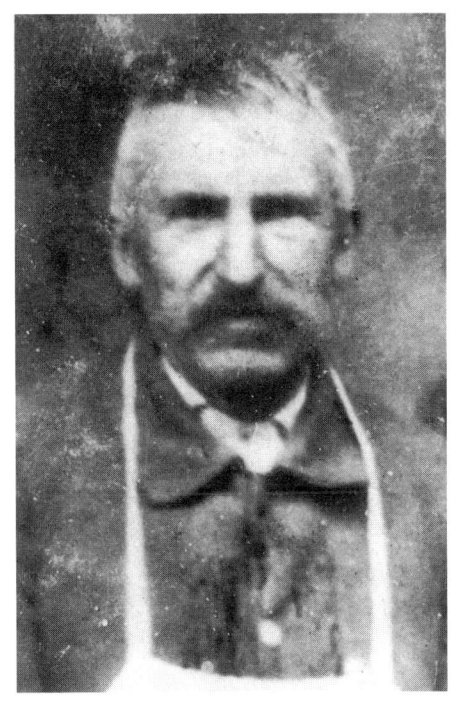

Josef Uhl vlg. Pirser

In einem Heft hat er immer gewissenhaft Aufzeichnungen über seine Behandlungen bei Tieren geführt. Er war als „Viehdokter" sehr angesehen, oft ist er auch zu schweren Geburten geholt worden. Gut behandelt hat er stets auch „Leaserentzündungen" (Leser, d. i. der Blättermagen der Rinder). Oft sprach er auch von „onblaht sein" und verordnete dagegen „Tees" aus vielen Kräutern (Josefa Kügerl, Tanzelsdorf).

Beinahe legendär waren die Geschichten über ihn als Zahnreißer. Er besaß nur ein „Zangl", das er stets zwischen Trambalken und Zimmerdecke in der Stube aufbewahrt hatte. Bei Bedarf holte er es von dort herunter und wischte es vor dem Reißen mit der Schürze ab. Gezogen habe er sowohl im Freien als auch in der Stube.

Eine Informantin (Zenz vlg. Denk, Rassach) erinnert sich, daß ihr Mann einmal vor lauter Zahnschmerzen nicht schlafen konnte. Als er es nicht mehr ausgehalten hatte, sagte er zu ihr: „Jetz steh i auf und geh zum „Pirser" obi!" Hinuntergegangen, Zahn gerissen, heimgekommen und wieder niedergelegt. Leider hatte der Ehemann weiterhin Zahnschmerzen, der „Pirser" hatte den falschen Zahn gezogen! Also noch einmal die ganze Prozedur – diesmal war es der richtige Zahn!

Bei der nächsten Geschichte dürfte es sich wohl um einen Milchzahn gehandelt haben. Cäcilia Zenz (vlg. Greitweber, Rassach) erinnerte sich, daß ihr Bruder trotz Zahnschmerzen nicht zum „Pirser" gehen wollte, man mußte ihn mit sanfter Gewalt hinbringen. Der „Pirser" sagte zum Bruder: „Kimm nur he(r) Bua, des warn ma glei hobn!" Er ließ ihn vor dem Hause auf eine Steinstufe setzen, trat von hinten an ihn heran und sagte: „Holt he(r) dei Maul!", hat in den Mund gegriffen – und schon war der Zahn entfernt!

Zum Ausspülen gab es reines Wasser, manchen Erwachsenen empfahl er auch einen „Doppeltgebrannten" hinterher zu trinken, gerne gab er auch den Leuten den gerissenen Zahn mit. Für seine Tätigkeit verlangte er nie etwas, oft sagte er: „Bet an Vaterunser". Schwierigkeiten mit der Obrigkeit hatte er aber wegen dieser Tätigkeiten nie. Sein Wissen hat er nicht weitergegeben.

Der „Grüllschmied vom Loahmbach"

Ein Bauerndoktor mit schier sagenhaftem Ruf war der „Grüllschmied vom Loahmbach". Wie er wirklich hieß, wissen wir gar nicht. Es war wieder Karl Reiterer (1860-1934), der von ihm in einem Zeitungsaufsatz berichtet hat (Karl Reiterer in der „Tagespost", Nr. 228, Graz, 20. August 1922, S. 9f.).

Der „Grüllschmied" muß in der Umgebung von St. Peter im Sulmtal zu Hause gewesen sein. Beim „Loahmbach" kann es sich nur um den „Leibenbach" gehandelt haben, der nördlich der heutigen Sulmtallandesstraße fließt, an St. Martin i. S. vorbei, weiters durch Dietmannsdorf und Graschach und südöstlich von Prarath in die Schwarze Sulm mündet. Allzuweit von St. Peter i. S. kann der „Grüllschmied" nicht zu Hause gewesen sein, weil Karl Reiterer als Bub mit dem „Wasser" einer Kuh zu ihm gelaufen war (Zitat wie oben).

Karl Reiterer führte auch an, daß sein aus St. Peter stammender Vater ein Schulfreund des „Grüllschmieds" gewesen war. Aus einigen weiteren Angaben kann man schließen, daß der „Grüllschmied" mit großer Wahrscheinlichkeit in den 60er und 70er Jahren des 19. Jahrhunderts gewirkt haben muß.

Sein Einzugsgebiet war groß. Nicht nur aus dem Sulmtal kamen die Leute zu ihm, sie kamen auch von der Koralpe her, aus dem Gebiet des Bachern südwestlich von Marburg, aber auch aus der Obersteiermark.

Den Erzählungen war zu entnehmen, daß er sowohl „Leutdoktor" als auch ein „Viehdoktor" gewesen sein muß. Seine Diagnose hätte er aus dem „Wasser" gestellt. Heilmittel wären u. a. „Igelschmalz und Natterfett" gewesen (Zitat wie oben). Die Kuh der Reiterer versuchte er mit „Fröschlbranntwein" zu heilen, was aber nicht geholfen hat. Um „Fröschlbranntwein" zu erhalten, mußte man eine lebenden Laubfrosch in reinem Bauernschnaps ansetzen! (Zitat wie oben).

Der „Grüllschmied" dürfte, so wie ihn Karl Reiterer geschildert hat, auch ein großer Schelm gewesen sei. Als er eines Tags zur „Koineggpeterin" aus Aichegg (bei Schwanberg) gerufen wurde, weil sie eine Kolik hatte, fragte er sie nach dem Alter. „60 Jahre", meinte diese. Darauf hätte der „Grüllschmied" erbost geantwortet: „Sechzig Jahr bist schon alt? Na, was willst denn dann noch, alte Guggen? Hast eh schon Zeit, daß du wegkommst von der Welt mit deine Muggen!" (Zitat wie oben).

Daß man Ziegenböcke zur Krankheitsabwehr zu Kühen oder Pferden in deren Ställe gibt, ist nicht nur oft belegt, sondern wird auch heute noch praktiziert. Obwohl es wissenschaftlich dafür noch keine brauchbare Erklärung gibt, sprechen die Erfolge für sich. Irgendwie dürfte es aber auch im Zusammenhang mit dem intensiven Gestank des Ziegenbocks stehen[1]. Daß man das auch im Sulmtal so gemacht hatte, belegte eine weitere Anekdote vom „Grüllschmied". So empfahl ihm der „Webersimi" aus Steyeregg (zwischen Schwanberg und Wies) diese Methode. Der „Grüllschmied" antwortete darauf dem „Webersimi": „Ah, was brauch ich einen Bock im Stall, liegt eh mein Bruder drinnen!" (Zitat wie oben).

Die letzte und wohl im Sulmtal bekannteste Geschichte des „Grüllschmieds" kann nur in einer dem Alkohol reichlich zusprechenden Runde entstanden sein. Zu Karl Reiterers Zeit wurde das Ereignis bereits besungen. Es trug sich so zu: Der „Graubaschtlschuster" aus Hausleiten (nahe St. Peter i. S.) hatte ein chronisches Magenleiden. Da er es vor Schmerzen nicht mehr aushielt, ging er zum „Grüllschmied". Der hörte sich die Geschichte an, ließ dann den „Graubaschtlschuster" sich ausziehen und auf eine Bank legen. Dann „narkotisierte" er ihn –

---

1 Vgl. dazu: Bernd E. Mader, Der Ziegenbock im Rinderstall. Aberglaube oder altes Heilwissen? In: Blätter für Heimatkunde, 67. Jg., H. 3, Graz 1993, S. 69ff.

wie, das wird immer sein Geheimnis bleiben! Mit einem Messer, das er sonst zum „Sauabstechen" benützte, schnitt er ihm den Magen heraus. Die Liedstrophe dazu lautete:

Der Grüllschmied schneid't außa
In Mog'n schön zart,
Der Schuster er g'spürt nix,
Es g'schiacht eahm nit hart.

Wie der „Grüllschmied" nun den „Magen" beschaute, meinte er zu sich: „Pfui Teixl, der schaut aus, voll Mist, den muß man auswaschen". Und er hängte den „Magen" in den Bach (Leibenbach?), der neben seiner Keusche vorbeifloß. Da geschah das Unglück, daß der Bach, trotz aller Vorsichtsmaßnahmen, den „Magen" davonschwemmte. Doch der „Grüllschmied" wußte Rat. Im Stall hatte er ja eine Geiß, die schlachtete er, schnitt ihr den Magen heraus und nähte ihn dem „Graubaschtlschuster" ein! Gleich darauf erwachte der „Patient" aus seiner „Narkose" und spricht, laut Lied, folgendes:

Han Hunger, han Hunger,
Es is schier z'verzog'n,
Mir kimmt grad so für,
Als wär neu hiaz mei' Mog'n.
Gehts, bringts mir a Laub her,
Gehts, bringts mir a Gros,
Ich friß enk all's z'sammen,
Wann's sein tuat nur wos.

Und was sagte der „Grüllschmied"?

Brav, guat gangen is,
Han fein operiert,
Weil der Graubaschtlschuaster
Vom Goasmag'n nix g'spürt

(Zitat wie oben)

Wie immer diese verrückte Geschichte entstanden ist, wir werden es nie mehr erfahren. Sie verhalf jedenfalls dem „Grüllschmied vom Loahmbach" zu langem Nachruhm!

Elisabeth Strametz (1879–1959), Kräutersammlerin und Botengängerin

Eine der wohl auffallendsten Gestalten, der man rund um den Rosenkogel, sowohl am Berge als auch in den Talschaften begegnen konnte, war eine Frau von wahrlich ungewöhnlichem Aussehen und Gehabe – die „Bergliesl". Sie hieß mit bürgerlichem Namen Elisabeth Strametz, hatte aber neben „Bergliesl" noch eine Menge anderer Namen wie „Kräuterliesl", „Almliesl", „Rosenkogel-Liesl", „Graupenliesl" (weil sie immer „Almgraupen"/Isländisch Moos gesammelt habe) oder „Modigast-Liesl". Mit letzterem Namen bezeichneten sie die Bauern am Rosenkogel, weil sie beim vulgo Modigast angeblich zu Hause gewesen war.

Die „Bergliesl" war nicht sehr groß von Gestalt. Aber wie auffallend kleidete sie sich! Um den Kopf hatte sie ein Kopftuch gewunden. Ungeachtet dessen hatte sie – und das berichteten alle Informanten übereinstimmend – meist mehrere Hüte übereinandergestülpt auf! Zwei bis vier Stück waren es in der Regel. Gerne schmückte sie auch den obersten Hut mit wenigstens einer Feder.

So wie mit den Hüten, hielt sie es auch mit den „Kitteln" (Kleiderröcken). Auch hier trug sie mehrere – zwei bis vier Stück – übereinander, der längste war immer der unterste. Das empfand sie als „schön" (vlg. Lebbauer). Schwere, genagelte Schuhe zierten ihre Füße, am Rücken trug sie meist eine Kraxe. Zudem rauchte sie leidenschaftlich gerne Zigarren, aber auch „selbstgewuzelte" Zigaretten. Eine ihrer Besonderheiten beim Rauchen der Zigarre war, daß sie sich die Asche auf die Zunge streute und aß. Man hat sie aber auch immer wieder eine Pfeife rauchend gesehen.

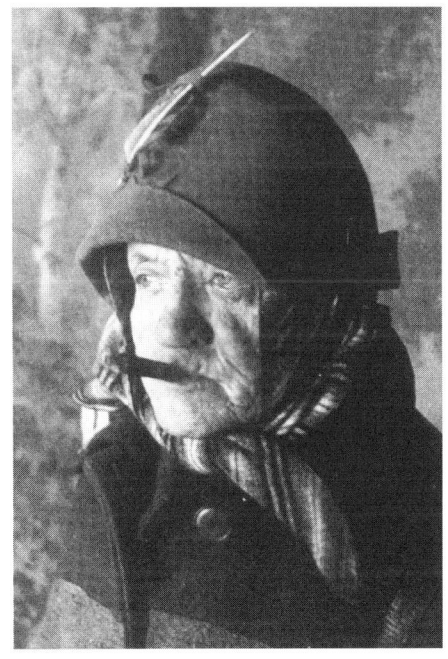

Elisabeth Strametz, die „Bergliesl"

Der junge Mediziner Dr. Friedrich Sarnitz, dessen Vater, ein Grazer Apotheker, ein Bauernhaus auf dem Weg nach Rachling besessen hatte, kannte natürlich die „Bergliesl" auch. Oft kehrte sie bei ihnen ein. Dabei war ihm aufgefallen, wieviel Pflege sie ihren Füßen und Schuhen widmete. Wo immer sie schlafen durfte, begann sie sofort damit. Mit den Fingern knetete sie zuerst die Schuhe weich, dann wandte sie sich den Füßen zu, die sie sorgsam wusch und massierte. „Sie hatte wunderbare Füße!"
Woher die „Bergliesl" stammte, wo sie geboren worden war, das wußte keiner genau. Maria Käfer aus Bad Gams meinte, sie wäre eine (vlg) „Trausighiasl"-Tochter aus Gamsgebirg (Nr. 5) gewesen. Der „Lebbauer" vermutete dagegen, daß sie aus St. Oswald i. Fr. stamme, und zwar vom Hofe Godl vlg. Hasn. Sie hatte keine feste Bleibe. „Sie sei überall und nirgends zu Hause gewesen" (vlg. Lebbauer). „Gelebt habe sie von Haus zu Haus, Essen habe sie überall bekommen" (Johann Ortner, Bad Gams). Wirklich oft wäre sie nur beim vlg. Modigast am Rosenkogel und beim vlg. Ehrenbauer in Rachling gewesen (Theresia Groß, Greim). Manchmal war sie auch einfach bei einem Bauern grußlos ins Haus gegangen, hatte sich in der Stube zum „Ofenloch" hingesetzt, eine Zigarre geraucht und war dann wieder gegangen (Maria Hasewend, Sallegg).
Theresia Groß vom Hofe vlg. Schneiderbauer in Greim erzählte, daß man sie gerne am Hofe behalten hätte, aber man hatte für sie letztlich doch keinen Platz. Und ebenso wie über ihr Herkommen wußte man auch nichts Genaueres über ihren Tod. Sie wäre beim vlg. Klement Seppl gestorben und wahrscheinlich in St. Stefan oder in Stainz begraben worden (vlg. Lebbauer). Peter Hasewend vlg. Eregger aus Sallegg glaubte, sie wäre in Rachling beim vlg. Ehrenbauer verstorben. Anderer Meinung war hier Grete Wagner aus Angenofen. Sie sei ins Altersheim von Schwanberg oder von Eibiswald gekommen, wäre dort verstorben und auch begraben worden. Das waren natürlich alles nur Vermutungen.
Was hatte nun die „Bergliesl" getan? Vor allem war sie Botin und überbrachte den Bauern Mitteilungen. Mit der Kraxe am Rücken wanderte sie aber auch von Hof zu Hof, kaufte und verkaufte, handelte und erhandelte, so erwarb sie z. B. von den Bäuerinnen Eier. Sie sammelte auch auf ihren Wegen Kräuter, die sie entweder dem „Höllerhansl" oder direkt zur Apotheke brachte.

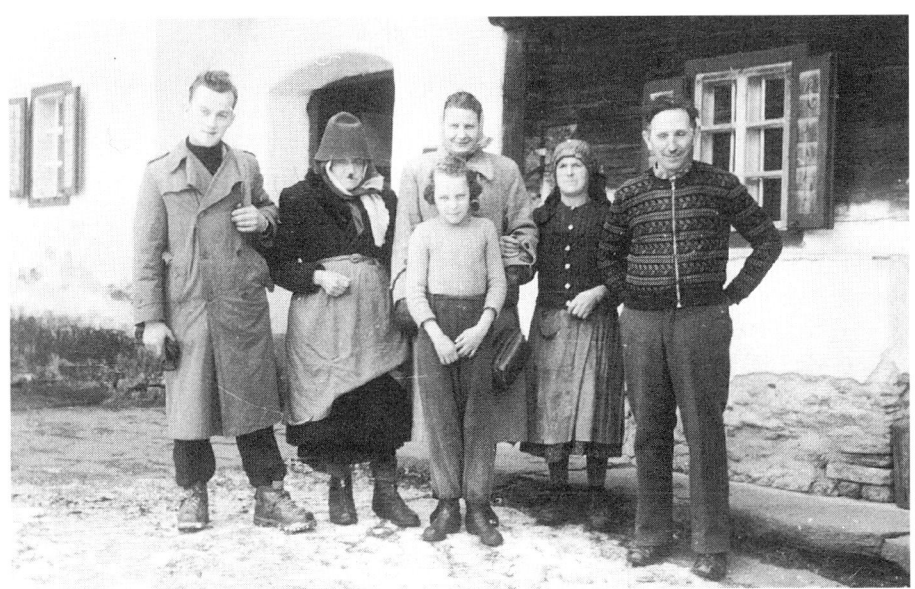

Elisabeth Strametz, die „Bergliesl" (zweite von links), links daneben Karl Gödl, rechts von ihr die Ehefrau des Arztes Dr. F. Sarnitz.

Vom Tale herauf brachte sie in ihrer Kraxe Petroleum, weiters Salzstöcke, die 20 kg schwer gewesen waren, ferner Semmeln, dann Kopftücher, Schürzen u.a.m. Die Frauen der Bergbauern konnten bei ihr alles, was es bei den Kaufleuten drunten im Tale gab, bestellen. Sie versorgte sie einfach mit allem. Sie war grundehrlich und auf jeden Fall einmalig gewesen (vlg. Lebbauer).

Persönlich war sie sehr genügsam. In der Kraxe hatte sie manchmal bereits verschimmeltes Brot, welches sie trotzdem gegessen hat (Ursula Pirnat). Gerne hat sie Kaffee getrunken (Theresia Groß), – und das Rauchen war ihre große Leidenschaft.

Sie kannte natürlich auch jeden Tratsch und jede Menge Geschichten. Das war auch ein Grund, daß man sie in der Abgeschiedenheit der Höfe am Rosenkogel gerne einlud und mit ihr abends zusammensaß. Da konnte sie recht lustig sein, hat gerne gesungen, und wahrsagen mit den Karten konnte sie zudem auch (Peter Hasewend, Sallegg).

Ein Außenseiter, wie es die „Bergliesl" war, wurde natürlich von seiner Umwelt genau beobachtet. Und man konnte es sich nicht verkneifen, ihr auch manchen Streich zu spielen, zumindest aber sie zu necken. So hatte es die „Bergliesl" vor allem auf Lehrer und auf Gendarmen abgesehen, wegen ihrer Vorliebe für Lehrer haben sie sogar die Schulkinder „sekiert" (Peter Hasewend).

Ein Gendarm hat ihr einmal Liebe vorgetäuscht, den hat sie sogar bis auf die Wachstube verfolgt (Dr. Friedrich Sarnitz). Wie schon wegen der Lehrer, hat man sie auch wegen der Gendarmen öfter „gepflanzt", da wurde sie stets ganz böse. Einst hat auch ein Wirtssohn aus Bad Gams sie geneckt und gesagt: „ Jetzt kommt mei Lieserl, die wird die Meine!" Da hat sie wütend gemeint: „Aba geh, di mog i net, do hob i scho bessere weggschmissn wia du bist!" (Maria Käfer, Bad Gams)

Schon wegen ihres ungewöhnlichen Äußeren war die „Bergliesl" oft fotografiert worden. Bei allen Umzügen in Stainz war sie mit dabei, vor allem bei jenen im Fasching. Um die Erinnerung an sie hochzuhalten, hat man einen Waggon des Flascherlzuges „Bergliesl" benannt, obwohl kaum einer der heutigen Zugfahrer weiß, was dieser Name zu bedeuten hat.

Es war nun wirklich nicht einfach, etwas über diese „Bergliesl" zu erfahren. Als richtig erwies es sich, daß sie in Eibiswald im Altersheim (Altersheim der Perisutti-Stiftung) am 11. Juli 1959 verstorben war und als Fürsorgerentnerin in einem Reihengrab am Friedhof Eibiswald ihre letzte Ruhe fand.

Davon ausgehend war auch etwas über ihre Geburt zu erfahren. Am 3. Juli 1879 war Elisabeth Strometz – man schrieb den Familiennamen damals tatsächlich mit einem „o" – in Feldbaum Nr. 6 geboren worden. Die zu Feldbaum gehörigen Bauernkeuschen liegen im Wildbachtal, an seinen linksseitigen Hängen. Die Eltern, Anton Strometz und seine Ehefrau Maria, eine geborene Wiedner, wurden im Taufmatrikel der Pfarre Bad Gams als „vlg. Longusgäst" bezeichnet. Das bedeutet, daß sie beim vlg. Longus (Feldbaum Nr. 4) entweder „Inwohner", also Untermieter, waren oder zu ihm als Hand- bzw. Tagwerker in einem Dienstverhältnis standen. Vielleicht als Weinzierl? Mehr war vorerst über sie nicht zu erfahren, außer, daß sie ihr ganzes Leben ledig geblieben war[1].

---

1 Für seine Hilfe danke ich hier Herbert Blatnik, dem unermüdlichen Heimatforscher und verdienten Schulmann aus Eibiswald, sehr!

Liste der „Heilmittel"

Alle „Heilmittel", die in diesem Buch angeführt wurden, sind hier aufgelistet. Es war nicht immer leicht, alles das zu (er)klären, was nach so vielen Jahren noch im Gedächtnis der Informanten haften geblieben war. Auch die eher seltenen schriftlichen Zeugnisse waren nicht leicht zu „übersetzen". Manchmal, Gott sei Dank eher selten, gelang beides nicht. Vor allem bei den pflanzlichen Drogen war es sehr schwierig, sie nur vom Namen her zuzuordnen. Für Anregungen und Korrekturen bin ich Herrn Univ. Prof. Dr. Herwig Teppner vom Institut für Botanik an der „Karl-Franzens-Universität" in Graz aufrichtig dankbar.

Angeführt werden hier auch die in der wissenschaftlichen Literatur gebräuchlichen, lateinischen Bezeichnungen:

Aetherische Öle:
Eucalyptusöl: Aetheroleum Eucalypti
Kranabetöl: Wacholderöl; Aetheroleum Juniperi
Minzenöl: aether. Pfefferminzöl in Weingeist (Anfertigung)
Rosmarinöl: Aetheroleum Rosmarini
Terpentinöl: Terpentin; Aetheroleum Terebinthinae rectificatus
Terpentinspiritus: dasselbe
Zitronenöl: Aetheroleum Citri

Alkoholische Zubereitungen:
Anistropfen: Spiritus Anisi
Amasgeist: Ameisengeist; Spiritus Acidi formicici
Arnikaschnaps: Arnikablüten, in Schnaps angesetzt
Asankgeist: Asanttinktur; Tinctura Asae foetidae
Balsamische Tinktur: Tinctura balsamica
Baldriantropfen: Tinctura Valerianae
Bibergeiltropfen: Tinctura Castorei
Chinawein: Vinum Chinae

Doppeltgebrannter: Schnaps
Fröschlbranntwein: ein lebender (!) Laubfrosch wurde in Bauernschnaps angesetzt
Herzkarfunkelwasser: Melissengeist; Spiritus aromaticus compositum
Hoffmannstropfen: Solutio Aetheris spirituosa
Hollerschnaps: Blüten vom „Schwarzen Holunder" in Schnaps angesetzt
Kalmustropfen: Tinctura Calami
Krampftröpfn: eine Mischung aus Kamillen, Bibergeil- und Tollkierschentinktur sowie Melissen- und Ätherweingeist
Lafendelgeist: Lavendelgeist; Spiritus Lavandulae
Melissengeist: Spiritus aromaticus compositus
Mirngeist: Myrrhentinktur; Tinctura Myrrhae
Most: zum Ausspülen nach dem Zahnreißen
Most: als Getränk für Schweine
Pfeffergeist: Spanisch-Pfeffertinktur; Tinctura Capsici
Rotwein: statt Wasser für den Tee
Spanische Fliegen-Essenz: Kantharidentinktur; Tinctura Cantharidis
Schnaps: zum Ausspülen nach dem Zahnreißen; als Mittel bei Schweinerotlauf
Schnaps, „zwetschgerner": Zwetschgen- oder Pflaumenschnaps
Stopftropfen: Schwarzbeertinktur; Tinctura Myrtilli Fructus
Treibtropfen: Kalmus-, Zimt- und Kamillentinktur, sowie Mutterkornextrakt
Wind- und Gallgeist: apothekeneigene Anfertigung

Balsame, Harze, Gummiharze:
Aloe(pulver): Aloe-Harz; Aloe
Asang, Asank, Osang: Stinkasant; Asa foetida
Batika: Patika; Aloe, Aloe hepatica
Berufinnischer Balsam: Perubalsam; Balsamum peruvianum
Fichtenpech: Resina Pini
Ferchenpech, wohl *Forchenpech:* Föhrenpech
forchas Pech: Föhrenpech
lärchas Pech: Lärchpech; Terebinthina laricina
Myrrhe: Myrrhe; Myrrha

Chemikalien:
Aether: Diaethylaether, Schwefelaether; Aether sulfuricum
Alkohol: Weingeist verschiedener Konzentration
Ammonium concentratum: konzentrierte Ammoniaklösung
Brom: Bromum

Chinin: Alkaloid aus Chinarinden; Chininum
Chloroform: Chloroformium
Glycerin: Glycerolum
Salmiakgeist: Ammoniakflüssigkeit; Liquor Ammonii caustici
Weingeist: siehe Alkohol

Fette Öl:
Baumöl: Olivenöl; Oleum Olivae
Bilsenkrautöl: Oleum Hyosciami
Lebertran: Oleum Jecoris Aselli
Leinöl: Oleum Lini
Mandelöl: Oleum Amygdalae
Olivenöl: Oleum Olivae
Öl: unbekannt, welches; diente zum Salbenherstellen
Regenwurmöl: Johanniskrautöl; Oleum Hyperici
Regenwurmöl: aus Lein- und Paraffinöl gemischt (Anfertigung)

Säfte, Sirupe, Zucker:
Arachsulze[1]: Attichsulze (?); Succus Ebuli (?) (leicht giftig!)
Bärenzucker: eingedickter Lakritzensaft
Feldrübensaft: (?)
Hollersulze: Sulze aus „Schwarzen Holunder"-Saft
Kalmussafterl: (?); sicher aber aus der Kalmuswurzel hergestellt
Kermessaft: einfacher Zuckersirup mit Cochenille
Krannetbeersulze: Sulze aus Wacholderbeerensaft
Kreuzbeersulze: Sulze aus Kreuzbeerensaft
Manna: getrockneter Saft der Manna-Esche; Manna
Meerzwiebelsaft: aus Bulbus Scillae; Oxymel Scillae (Vorsicht!); die bäuer-
    liche Bevölkerung erzeugte jedoch einen „falschen Meerzwiebelsaft",
    u. z. aus dem „Milchstern" (Ornithogallum longibracteatum);
Tannenrinde: Tamarindenmus; Pulpa Tamarindorum depurata
Zucker: Saccharosum

Mineralische Drogen:
Alaun: Kaliumaluminiumsulfat; Alumen
Bittersalz: Magnesiumsulfat; Magnesium sulfuricum
Brechweinstein: Weinsaures Antimon-Kalium; Tartari stibiati
Galaung, Galaun: Alumen, Alaun, Kaliumaluminiumsulfat

---

1 Sulze, auch Salze, Fruchtsalse: verdickter Saft aus Früchten

Galitzenstein, blauer: Kupfersulfat, -vitriol; Cuprum sulfuricum
Galitzstein, weißer: Zinksulfat; Zincum/Vitriolum sulfuricum
Glaubersalz: Natriumsulfat; Natrium sulfuricum
Hittrach: „Hüttrauch", Arsenik, Arsentrioxid Arsenum trioxidatum
Kaliumpermanganat: übermangansaures Kali; Kalium permanganicum
Kölnische Kreide: ?
Minium: Mennige; Plumbum oxidatum rubrum
Petroleum, gereinigtes: Oleum Petrae rectificatum
Rotterbolus: roter Bolus/Ton; Bolus rubra
Salz: Kochsalz; Natrium chloratum
Sand: Flußsand
Schwefelblüte: gereinigter Schwefel; Sulfur depuratum
Weinstein: saures, weinsaures Kalium; Kalium hydrogentartaricum

Pflanzliche Drogen:
Akerkampfer: ?
Almeron: ?
Almgluat: ?
Almgraupm: Isländisch Moos; Lichen islandicus
Arnika: Arnica montana
Augentrostkreitli: Augentrost; Euphrasia officinalis
Baldrian: Valeriana officinalis
Bibernell: Pimpinella major
Brennessel, große: Urtica dioica
Brennessel, kleine: Urtica urens
Eibisch: Althaea officinalis
Ehrenpreis: Veronica officinalis
Frauensalfer: Frauensalbei, -minze, Balsamkraut; Chrysanthemum balsamita
Gundelrebe: Glechoma hederacea
Güllwurz: Heckennieswurz; Helleborus dumetorum
Kalmus, Galmus: Kalmus; Acorus calamus
Kümmel: Carum carvi
Hanskräutl: Johanniskraut; Hypericum perforatum
Haselruam: Haselwurz, Asarum europaea
Hauswurz: Sempervivum tectorum
Hoaland: Liebstöckel; Levisticum officinale
Holler: Holunder; Sambucus nigra
Huflattich: Tussilago farfara
Kamille, echte: Matricaria Chamomilla
Kamille, römische: Chamaemelum nobile

Kamille, wilde: Feldkamille; Anthemis arvensis
Kranabet, Kranawit: Wacholder; Juniperus communis
Lavendel: Lavandula officinalis
Lichtwurzn: Schöllkraut; Chelidonium majus
Loaterlfarn: Adlerfarn; Pteridium aquilinum
Lorbeer: Laurus nobilis
Lustock: Liebstöckel; Levisticum officinale
Melisse: Melissa officinalis, meist aber war es die „Zitronenkatzenmin";
    Nepeta cataria var. citriodora
Minze, braune: Mentha gentilis (wahrscheinlich)
Minze, gekrauste: Krauseminze; Mentha crispa
Mistel: Viscum album
Möhre, wilde: Daucus carota
Nicklwurz(n): Sanicula europaea
Roanfl: Rainfarn; Tanacetum vulgare
Rhabarber: Rheum palmatum
Ringelblume: Calendula officinalis
Rosmarin: Rosmarinus officinalis
Salbei: Salvia officinalis
Saniggl, Sauniggl: Sanikel; Sanicula europaea
Schwalbnwurzn: Vincetoxium officinale
Schwarzwurzn: Beinwell; Symphytum officinale
Spitzwegerich: Plantago lanceolata
Walnußbaum, echter: Juglans regia
Wasserhalm: ?
Wegerich: Spitzwegerich; Plantago lanceolata
Wermut: Artemisia absinthium
Weißwurzn: Salomonssiegel; Polygonatum officinale
Windfarmkreitl: Engelsüß; Polypodium vulgare
Zentauer: Tausendgüldenkraut; Erythraea centaurium
Zinnheu: Zinnkraut; Equisetum arvense

Blattdrogen:
Brombeerblätter: Folium Rubi fructicosi
Buchs(baum)blätter: Folium Buxi sempervirentis
Lorbeerblätter: Folium Lauri
Nußblätter: Folium Juglandis
Rosmarin: Folium Rosmarini
Senfblätter: Folium Sennae

Blütendrogen:
Heuschneakn: Heublumen; Flos Graminis
Hollertee: Holunderblüten; Flos Sambuci
Kamille, echte: Flos Chamomillae
Kamille, römische: Flos Chamomillae romanae
Lindenblüh: Lindenblüten; Flos Tilliae
Pfingstrosenblüten: Flos Paeoniae
Ringelblumen: Flos Calendulae
Taubnesselblüten, weiße: Flos Lamii albi

Früchte und Samen:
Anistee: Fructus Anisi
Ignatibohnen: Ignatiusbohnen; Fabae St. Ignatii (giftig!)
Kreuzbeer: Kreuzdornfrucht; Fructus Rhamni cathartici
Kuliando: Koriander; Fructus Coriandri
Linset: Leinsamen; Semen Lini
Lorberkia: Lorbeerkerne; Fructus Lauri
Schwindelpfeffer: ?
Sternanis: Fructus Anisi stellati
Wacholderbeeren: Fructus Juniperi

Rinden:
Eichenrinde: Cortex Quercus

Sonstiges:
Blutreinigungstee: Teemischung
Gloater: Schleim; hauptsächlich aus Leinsamen und Wasser bestehend
Knoblauch: Bulbus Alli sativi
Kampfer: gewonnen aus dem Holz des Kampferbaumes; Camphora
Rosmarinpackl: Rosmarin, eingenäht in ein Säckchen
Tannenwipferl: Turiones Pini; meist wurden die „Wipferl" der Fichte genommen!
Schwedenansatz: Kräuteransatz den sogenannten „Schwedenbitter"
Tabaksaft: zur Versorgung einer Zahnwunde

Wurzeldrogen:
Ampferwurzel: Radix Lapathi acuti
Baldrian: Radix Valerianae
Brennesselwurzel: Radix Urticae
Bibernellwurzel: Radix Pimpinellae

Eibischwurzel: Radix Althaeae
Einhakenwurzel, Eberwurz, Silberdistel: Radix Carlinae
Enzianwurzel: Radix Gentianae
Güllwurz: Radix Hellebori dumetori
Hoaland, Halandwurzen, Lustock: Radix Levistici
Kalmaswurzn, Galmaswurzn: Radix Calami
Kleten: Klettenwurzel; Radix Bardanae
Nicklwurz(n): Radix Saniculae
Nußwurzn: Radix Juglandis
Pfingstrosenwurzel: Radix Paeoniae
Richtwurzen: Zaunrübe; Radix Bryoniae (Vorsicht!)
Saniggl, Sauniggl: Radix Saniculae
Schwalbenwurzenzian: Radix Gentianae asclepiadeae
Schwalbnwurzn: Radix Vincetoxici
Schwarzwurzn: Radix Consolidae
Weißwurzn: Radix Polygonati

Einreibungen, Salben, Salbengrundlagen:
Aromatische Salbe: Unguentum aromaticum
Attichöl: eine Mischung aus Johanniskraut-, Sesam-, aether. Fichtennadel- und aether. Wacholderöl (Apothekenanfertigung)
Boreucerin: Borwasser in Salbengrundlage eingearbeitet
Dermatolöl 10%: Salbe mit basischem Wismutgallat
Elsafluid: Hoffmanscher Lebensbalsam; Mixtura oleoso-balsamica
Englischer Balsam: Kampferhaltiges Seifenliniment; Opodeldoc, Linimentum saponato camphoratum
Kampfersalbe: Unguentum camphoratum
Lärchengeist: eine Mischung von Terpentin und aether. Fichtennadelöl (Anfertigung)
Lorbeersalbe: Unguentum Lauri compositum
Mentholfranzbranntwein: Spiritus Vini Gallico cum Mentholo 1%
Oleum chloroformii: Chloroform-Öl
Pain-expeller: Spanisch-Pfeffer-Liniment; Linimentum Capsici
Pellidolsalbe 2%: Salbe mit desinfizierendem Azofarbstoff
Tannenöl: aether. Fichtennadelöl und Terpentin in Alkohol (Anfertigung)

Tierische Drogen:
Bienenwachs: Wachs; Cera flava
Boamark, Beinmark: Rinder(knochen)mark; Medulla Tauri
Butter, ungewaschen: Butyrum

Butterschmalz: das aus der Butter ausgeschmolzene reine Butterfett
Dachsspeck, alter: Pinguedo[1] Taxi
Ei(er)dotter: Eigelb, Dotter; Vitellum Ovi
Eiklar:
Hirschinslet: Hirschunschlitt[2], Hirschtalg; Sebum cervinum
Hirschkas: dasselbe; Sebum cervinum
Honig: Mel
Hühnerei: Ovum Gallinarum
Hundefett, Hundeschmalz: Pinguedo Canis
Igelfett: Axungia Erinacei
Inschlitt: Unschlitt, Talg; Sebum
Katzenfett: Pinguedo Cati
Milch, dicke: saure Milch; Lac
Natternfett: Schlangenfett; Axungia Serpentinum
Rindsschmalz: Rinderfett; Pinguedo Bovis
Rehblut: nur „Hirschblut" in der Literatur bekannt!; Sanguis Cervi
Schafinschlitt: Sebum ovilum
Schmer, Schweineschmalz: Schweinefett; Pinguedo Porci
Schnecken, schwarze: Limaces nigrae
Speck: meist Schweinespeck gemeint!
Speiseöl: welches?

Diverses:
Bockspulver: angeblich wurde es gegeben, wenn der Stier nicht „springen" wollte
Brunzpulver: angeblich harndesinfizierendes, veterinäres Mittel
Eis:
Eisentropfen verstärkt: Apfelsaure Eisentinktur (verstärkt); Tinctura Ferri pomati (Anfertigung)
Essig: zum Anrühren eines Breis; Acetum
Essig, pur: Zum Ausspülen nach dem Zahnreißen; als Getränk für Schweine;
Essig, verdünnter: Zum Ausspülen nach dem Zahnreißen
Essigwasser: wie oben
Fiakerpulver: Pulvis Liquiritae compositum
Fraispulver: (?)
Himbeerrot: ein Farbstoff

---

1 Statt „Pinguedo" stand auch „Axungia" in Gebrauch
2 Fette härterer Konsistenz heißen „Unschlitt" oder „Talg"

Holzessig, gereinigter und/ oder ungereinigter: Acetum pyrolignosum (crudum)
Kartoffel, ausgehöhlt: zum Verabreichen einer bitteren Medizin bei Tiere
Kerkermehl: (?)
Kornmehl: Mehlart
Kornwecken: Brotart
Magenpulver, alkalisch:
Mostessig: Zum Ausspülen nach dem Zahnreißen
Salizyl: (wahrscheinlich) „Salizyl-Streupulver"; Pulvis salicylatus cum Talco.
Sterz: Brei aus Polenta(Mais)mehl

Spezialitäten:
Ergostabil: mutterkornhältiges Medikament
Ferrovin – Ampullen: eisenhältiges Medikament
Restitutionsfluid: ursprünglich ein Waschwasser für Pferde
Rheumex-Öl: Einreibung gegen rheumatische Beschwerden
Sirup Famel: Hustensaft

Wässer:
Birkenwasser
Lärchenwasser

Ortsregister

Absetzwirt	88, 96, 97, 107
Angenhofen	32, 33, 78
Bad Gams	28, 33, 35, 37, 79
Bergegg	142
Bergla	22, 24, 25
Blumegg	137
Deutschlandsberg	11, 24, 123
Dörfl	37, 38, 62
Dornegg	169
Edelschrott	112
Eibiswald	11, 61, 180
Ettendorf	156, 157
Farmi (Forma)	87
Freiland	126
Gaisfeld	114
Gleinstätten	95, 169
Graschuh	79
Graz	38, 40, 44, 69, 70, 81, 136, 167
Greisdorf	67
Gressenberg	124, 125, 126
Groß St. Florian	17, 69, 85, 117, 118, 119, 126, 154, 162, 169
Grötsch	165
Grubberg	128
Gundersdorf	128
Hengsberg	138, 165
Herbersdorf	157
Hochstraßen	16, 37
Hörbing	159
Kirchberg bei St. Stefan	163
Komberg	138
Köflach	11
Köppling	128
Kresbach	15, 16, 22
Kreuzberg	96
Lamperstätten	166

Lannach	163
Lassenberg	16, 117, 118
Lasselsdorf	16, 17, 18, 22
Lebing	71, 72, 73
Leitersdorf	139, 167
Lichendorf	138
Ligist	107, 111, 162
Marhof	38
Mettersdorf	156, 157
Mitterspiel	159
Modriach	97, 107, 110
Oberzirknitz	153
Pösneurath	29, 32, 35
Preding	85
Prarath	169
Rachling	17, 38, 41, 46, 47, 60, 62, 63, 178
Rainbach	38, 39
Rassach	16, 172
Rosenhof	67
Rosenkogel	37, 38, 88, 96, 99, 177, 179
Sallegg	141
Sulmtal	126
Schönaich	134
Schwanberg	36, 125, 126
Stainz	9, 11, 17, 25, 26, 27, 44, 45, 180
Stallhof	141
St. Josef	145
St. Martin im Sulmtal	25
St. Peter im Sulmtal	15, 174
St. Stefan ob Stainz	32, 78, 99, 128, 129, 138, 140, 162
Tanzelsdorf	159, 160, 161, 163, 172
Teipl	144, 163
Unterbergla	170
Unterwald	82, 111, 112
Voitsberg	12, 113
Wetzelsdorf i. d. Weststeiermark	133, 135, 150, 152, 153, 154
Wettmannstätten	116, 121
Wiel	133
Wieselsdorf	85, 151
Wohlsdorf	167

Sachregister

Abdecker (Schinder, Wasenmeister)	148, 149, 150, 152, 154
Abführmittel	103, 105, 164
Berghold	142, 166
Budn (Nachgeburt)	35, 81, 158, 161
Bittelmann	30
Einleger	63
Essig	81, 87, 132, 135, 139, 168
Gloater	158
Güllen	89, 158
Harn	17, 18, 22, 26, 28, 48, 51, 70, 73, 84, 86, 97, 134, 164, 175
Hundefett	90, 91
Inwohner	99, 101, 133, 153, 166, 169, 180
Kurpfuscher	14, 66, 85, 108, 118, 129
Leser	163, 173
Most	81, 87, 101, 135
Nachgeburt	35, 81, 158, 161
Ölkuh	109
Schindanger	151, 152
Schinder	148, 150
Schilcher	9, 11
Schweineschmalz	136
Tee	20, 46, 52, 80, 81, 89, 90, 140, 142, 149, 167, 168, 173
Trokar	150, 159, 160, 161
Urin	16, 45, 46, 56, 66, 80, 162
Walz	138
Wasenmeister	148, 150, 153
Zahnschlüssel	134

Informantenliste

Nachfolgenden Frauen und Männern, die so bereitwillig Auskunft gegeben haben, sei hier nochmals herzlich gedankt! Von jenen Informanten, von denen ich es wußte, wurde in Klammern auch das Geburtsjahr angeführt. Dadurch soll belegt werden, daß viele der Informanten durchaus aus eigenem Erleben berichten.

Bernsteiner August vlg. Pilz, Unterwald
Bernsteiner Maria vlg. Pilz, Unterwald
Binder Elisabeth vgl. Maschler, Sajach (1892)
Bräunlich Inge, Stainz
Bruchmann Aloisia, Stainz
Bundschuh Hermine Schwanberg (1932)
Deutschmann Dorothea, St. Stefan (1910)
Deutschmann Johann vlg. Weber, Graggerer (1893)
Fauland Maria vlg. Setzkörbler, Graschuh (1885)
Fötsch Theresia vlg. Gregerbauer, Pirkhof
Friehs, Univ. Prof. Dr. Gerhard, Graz
Fromm Angela, Pichling (1910)
Fromm Franz, Pichling (1911)
Fromm, Dr. Gerhard, Schwanberg
Ganster   vlg. Erni, Gersdorf
Ganster August, Graz (1936)
Ganster Genoveva, Rachling (1907)
Ganster Herrich, Rachling
Gassl Franziska, Gussendorf (1902)
Gerhold, Mag. pharm. Ursula, Stainz
Gerngroß Josef vlg. Zedlschneider, Koglberg (1899)
Gößl (männlich und weiblich), Grötsch
Grieß Anna vlg. Herrgott, Kirchberg (1898)
Grinschgl Theresia vlg. Pfedlschneider, Grasschuh
Groß Theresia vlg. Schneiderbauer, Greim (1904)
Gruber (männlich), Lassenberg
Grundner Maria vlg. Saupeter, Wetzelsdorf (1913)
Gupper Maria, Wildbach, (1905)

Gutjahr Hedwig vlg. Kohl, Tobisegg (1905)
Haas Maria, Kothvogel (1921)
Haberschreck Gabriel vlg. Spariweber, Farmi (1910)
Haberschreck Maria vlg. Spariweber, Farmi (1905)
Habich Mathias vlg. Haschter, Furth
Hackler (weiblich), Blumegg (1913)
Hackl Maria vlg. Ruaperl, Niedergrail (1901)
Harry Anton vlg. Käfer, Lasselsdorf (1894)
Hartner Franz vlg. Wagner, Wuschan (1903)
Hasewend Peter vlg. Eregger, Sallegg (1922)
Hasewend Maria vlg. Schilling, Sallegg (1923)
Hasewend Theresia vlg. Eregger, Sallegg (1893)
Haydinjak Josefa, Bad Gams (1918)
Herunter Anna vlg. Amtmi, Herbersdorfegg (1914)
Hiden Anton vlg. Hösele, Hofererberg
Hiebler Maria vlg. Berda, Ettendorf (1902)
Hofer Maria vlg. Led, Graschuh
Höller Johann vlg. Farmischeiber, Farmi
Käfer Josef vlg. Boar, Graschuh (1905)
Käfer Maria, Gamsgebirg (1909)
Kainz Gottfried vlg. Berghösele, Heuholz (1908)
Kiefer Josefa vlg. Resch, Gersdorf
Kleinhappel Ernest vlg. Grillerstindl, Feldbaum (1896)
Klöckl Martina vlg. Sturmi, Schwarzschachen (1897)
Klug Josef vlg. Kramer, Rosenkogel (1929)
Klug Theresia vlg. Hackllipp, Rainbach (1913)
Klug Theresia vlg. Marhofmüllerin, Marhof
Knopper Franz vlg. Kindl, Lemsitz (1900)
Koch Irmengard, Stainz, (1929)
Köck Anton vlg. Stangl, Rassach
Kohlbacher Maria vlg. Pers, Fallegg (1909)
Kraus Franz vlg. Kogler, Kirchberg (1919)
Krenn Karl vlg. Summer, St. Stefan (1910)
Kriegl Ludwig vlg. Gregerhiasl, Greim (1932)
Kügerl Franz, Marhof (1927)
Kügerl Josefa, Marhof (1936)
Kügerl Josefa vlg. Steller, Tanzelsdorf (1922)
Langmann Johann vlg. Wippl, Blumegg (1893)
vlg. Lebbauer (männlich)
Leitinger (männlich), Kraubath

Leitl Anton vlg. Mandl, Wetzelsdorf (1905)
Lesky Maria vlg. Tommerl, Sommereben (1897)
Lohr Gisela und Eduard, vlg. Schneidertoni, Leitersdorf
Margreiter Maria vlg. Rucker, Stainz (1913)
Maier Maria vlg Altmichl, Wetzelsdorfberg
Mochart Aloisia vlg. Baa, Neudorf
Moser Josef vlg. Reschißl, Tanzelsdorf (1947)
Muhr Theresia vlg. Bergkrampl, Wetzelsdorf (1909)
Muhry, Dr. Walter, Graz
Nebel Alois, Vochera a. d. Laßnitz (1896)
Nebel Elisabeth vlg. Schneidermichl, Graschuh
Ninaus Franz vlg.Zenzweber, Sierling (1915)
Ofner (männlich) vlg. Pirser, Rassach
Ortner Johann, Bad Gams (1898)
Oswald (weiblich) vlg. Mogl, Kraubath
Oswald Max vlg. Pumm; Gussendorf
Peter Maria vlg. Erni, Niedergams (1884)
Pirnat Ursula, Graz
Pirker Franz, Petzelsdorf (1911)
Poyer Franz vlg. Langthomi, St. Josef (1884)
Polland Christine, Graz
Pommer Magdalena vlg. Gratzl, Pösneurath (1900)
Prattes Franz vlg. Glentweber, Lassenberg (1927)
Prattes Hans, Gussendorf (1925)
Prstec Inge, Lieboch (1942)
Rath Julia, Wald
Reinbacher Franz, Graz
Reinbacher Rudolf, Marhof (1896)
Reiner (männlich) vlg. Keuschentoni, Tanzelsdorf (1909)
Reiner (weiblich) vlg. Keuschentoni, Tanzelsdorf
Rexeis Stefan vgl. Holzrösl, Lemsitz
Riz Stefanie, Vochera a. d. Laßnitz (1923)
Rohr Peter vlg. Bleischenk, Bad Gams (1902)
Rumpf Anton vlg. Farmi, Rassach
Sarnitz, Dr. Friedrich, Feldkirchen bei Graz
Sauer Franz, vlg. Gogg, Hötschdorf (1908)
Seidenegg Antonia vlg. Orsljosl Preißberg (1902)
Seiner Katharina vlg. Derler, Sichratsberg (1904)
Sengwein Maria vlg. Orsel, Wald (1888)
Sommer August vlg. Bartltommi, Marhof

Suppan Aloisia, Rainbach (1900)
Scheer Maria vlg. Paulijosl, Wetzelsdorf (1917)
Scheer Maria vlg. Sulmer, Feldbaum (1932)
Scherübel Maria vlg. Saumichl, Schönaich (1902)
Schmiedbauer Cäcilia, Graschuh (1898)
Schuk Franz, Wetzelsdorf (1922)
Schuster Maria vlg. Saumichl, Schönaich (1928)
Spari Maria vlg. Keuschenjosl, Sierling (1901) (eigentl. vlg. Feldhans, Angenhofen)
Spießl (männlich) Leitersdorf
Steirer Franz vlg. Peterbauer, Graschuh (1914)
Stelzer Aloisia vlg. Kofler, Lebring (1934)
Stipper Rupert vlg. Schatz, Zirknitz (1914)
Stoiser Johann vlg. Holzpeter, Gersdorf (1922)
Stoiser Johann, Krottendorf
Strommer Anna, Voitsberg
Tillich, Doz. Dr. Alfred, Graz (1912)
Treichler Maria vlg. Marxl, Fuggerberg (1909)
Vollmeier Franz vlg. Lari, Gussendorf (1926)
Wagner Grete vlg. Göri, Angenhofen
Wallner Georg vlg. Preßjosl, Graschuh (1919)
Weichhart Johann vlg. Karmi, Grafendorf (1921)
Weinhappl Lorenz, Marhof (1910)
Weißensteiner Rupert vlg. Nullbauer, Tomberg
Wiedner Katharina vlg Höller, Rachling (1911)
Winter Josef vlg. Krenhiasl, Wetzelsdorf
Winter Theresia, Graz-Straßgang (1906)
Wippel Alois, Wetzelsdorf
Wittinger Johann vlg. Kremser, Pichling
Wladar Theresia, Frohnleiten (1899)
Wolf Anton vlg. Ackerl, Fuggerberg (1884)
Wolf Margarete vlg. Grabenjörgl, Georgsberg
Zenz Cäzilie vlg. Greitweber, Rassach
Zenz vlg.Denk, Rassach
Zimmermann Johann vlg. Hasjosl, Sallegg (1927)

Literatur

Allesch Richard M., Arsenik. Seine Geschichte in Österreich, Klagenfurt 1959

Arends Johannes, Volkstümliche Namen der Arzneimittel, Drogen, Heilkräuter und Chemikalien, 16. Aufl., Berlin/Heidelberg 1971.

Bennion Elisabeth, Alte medizinische Geräte, Stuttgart 1980

Berger Franz, Synonyma – Lexikon der Heil- und Nutzpflanzen, Reprint der Auflage Wien 1854/55, Wien 1981

Braun Hans, Heilpflanzen – Lexikon. Fischer Handbücher Nr. 6091, überarbeitete Ausgabe, Stuttgart 1971

Danckert Werner, Unehrliche Leute. Die verfehmten Berufe, 2. Aufl., Bern 1979

Fossel Victor, Volksmedicin und medicinischer Aberglaube in Steiermark, unveränderter Neudruck der Ausgabe von 1886, Walluf bei Wiesbaden 1974

Glatzer Franz, Der Höllerhansl. In: Grazer Samstag 1969, Nr. 21 vom 24. Mai bis Nr. 40 vom 4. Oktober 1969.

Glosar zur geschichtlichen Landeskunde. Deutsch – Slowenisch – Italienisch. Unter Leitung Peter Pavel Klasinc, bearbeitet von Pierpaolo Dorsi, Darja Mihelič, Karl Spreitzhofer und weiteren Mitarbeitern. Maribor – Graz – Klagenfurt – Trieste 1995.

Grabner Elfriede, Der „Höllerhansl". Ein weststeirischer Wunderdoktor. In: Blätter für Heimatkunde, 43. Jg., Graz 1969, S. 146–158.

Dieselbe, Grundzüge einer ostalpinen Volksmedizin, Wien 1985

Dieselbe, Naturärzte und Kurpfuscher in der Steiermark. In: Zeitschrift des Historischen Vereins für Steiermark, LII. Jahrgang, Graz 1961, S. 84–99.

Hlubek F(anz) X(aver), Ein treues Bild des Herzogthumes Steiermark als Denkmal dankbarer Erinnerung an Weiland Se. kaiserliche Hoheit den durchlauchtigsten Erzherzog Johann herausgegeben von der k.k.steiermärkischen Landwirthschafts-Gesellschaft, Gratz 1860.

Hohnerlein Richard, Unsere Beinheiler. In: Katholisches Pfarramt Groß St. Florian (Hsgr.), 850 Jahre Pfarre Groß St. Florian, Groß St. Florian 1981, S. 74–78.

Kordon Frido, Bäuerliche Arzneimittel im ostmärkischen Alpengebiet, Berlin 1940

Kundegraber Maria, Mader Bernd, Bauerndotor und Volksmedizin (Steiermärkisches Landesmuseum Joanneum, Steirisches Volkskundemuseum, Außenstelle Stainz, Katalog Nr. 3) Stainz 1977

Dieselben, Beispiele der Familientradition weststeirischer Volksheiler. In: Hessische Blätter für Volks- und Kulturforschung, Neue Folge 19, Heilen und Pflegen. Internationale Forschungsansätze zur Volksmedizin, Marburg 1986, S. 139–145.

Lasnik Ernst, Von Mägden und Knechten. Aus dem Leben bäuerlicher Dienstboten, Graz –Wien – Köln 1997, S. 175–177.

Macher Mathias, Medizinisch-statistische Topographie des Herzogtumes Steiermark, Graz 1860

Mader Bernd E., Der Höllerhansl. Leben und Wirken des Naturheilers Johann Reinbacher. Graz 1997.

Derselbe, Der Ziegenbock im Rinderstall. Aberglaube oder altes Heilwissen? In: Blätter für Heimatkunde, 67. Jg., H. 3, Graz 1993, S. 69 ff.

Marktgemeinde Ligist, Ligister Heimatbuch, Ligist 1964

Österreichische Arzneitaxe 1962. Amtliche Ausgabe. Neudruck 1978. Nach dem Stande vom 1. Jänner 1978, Wien 1978

Reiterer Karl, Altsteirisches. Volksbilder aus den Alpen, gesammelte Redensarten, Sprüche, Sitten etc., Graz 1916, S. 78–83.

Derselbe, s'steirische Paradies, Graz 1919

Rohrer Hans, Zur bäuerlichen Pflanzenkunde. In: Blätter für Heimatkunde, 5. Jg., Graz 1927, S. 29 –32 und S. 47f.

rororo Pflanzenlexikon in 5 Bänden, Reinbek bei Hamburg 1969

Scheibenbogen Gabriele, Volksmedizinisch verwendete Heilpflanzen und Hausmittel im weststeirischen Hügelland entlang der „Schilcherstrasse". Diplomarbeit zur Erlangung des akademischen Grades Magister der Pharmazie an der Formal- und Naturwissenschaftlichen Fakultät der Universität Wien, eingereicht 1990

Schneider Wolfgang, Lexikon zur Arzneimittelgeschichte. Band I: Tierische Drogen, Frankfurt a. M. 1968

Derselbe, Lexikon zur Arzneimittelgeschichte. Bd III: Pharmazeutische Chemikalien und Mineralien, Frankfurt a. M. 1968

Unger Theodor, Khull Ferdinand, Steirischer Wortschatz als Ergänzung zu Schmellers Bayerischem Wörterbuch, Graz 1903

In zweiter Auflage wieder lieferbar:

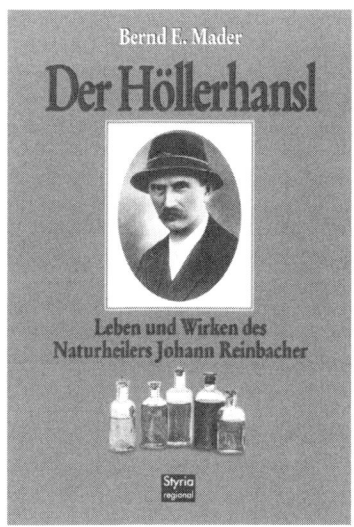

Bernd E. Mader
DER HÖLLERHANSL

Leben und Wirken des
Naturheilers Johann Reinbacher

160 Seiten mit 50 SW-Abb.,
Format 16,5 x 23,5 cm, gebunden
öS 248,–/DM 34,–/sFr. 32,–
ISBN 3-222-12607-0

Die spannende und einzigartige Geschichte des legendären
Naturheilers Höllerhansl, dessen Ruf sich bis
nach Indien ausbreitete, mit vielen historischen Fotos.

Verlag Styria   Graz Wien Köln